典籍里的杏林医事

主编　涂世伟　李勇华

中医古籍出版社
Publishing House of Ancient Chinese Medical Books

图书在版编目（CIP）数据

典籍里的杏林医事 / 涂世伟，李勇华主编 . -- 北京：中医古籍出版社，2024.10

ISBN 978-7-5152-2809-9

Ⅰ . ①典… Ⅱ . ①涂… ②李… Ⅲ . ①中医临床—经验—中国—现代 Ⅳ . ① R249.7

中国国家版本馆 CIP 数据核字（2024）第 047025 号

典籍里的杏林医事
主编 涂世伟 李勇华

责任编辑 张 磊
文字编辑 庄文元
封面设计 铭轩瑞雪
出版发行 中医古籍出版社
社　　址 北京市东城区东直门内南小街 16 号（100700）
电　　话 010-64089446（总编室） 010-64002949（发行部）
网　　址 www.zhongyiguji.com.cn
印　　刷 廊坊市靓彩印刷有限公司
开　　本 850mm×1168mm 1/32
印　　张 6.5
字　　数 126 千字
版　　次 2024 年 10 月第 1 版 2024 年 10 月第 1 次印刷
书　　号 ISBN 978-7-5152-2809-9
定　　价 36.00 元

编委会

主　编　涂世伟　李勇华

副主编　秦建设　谭忠乐

编　委（按姓氏笔画为序）

刘　霞　李勇华　辛　疆

陈尚歌　赵燕琼　胡雪原

贺　敏　秦建设　涂世伟

谭忠乐

前言

文以载道，史以鉴今。在几千年中华文明的长河之中，中医药理论体系不断发展完善，已成为中华民族最闪亮的文化符号之一，如今倍受世界瞩目。

“典”是重要史实或专题史实的记载，使中国的民族文化有了具象的文字传承，以便于后学从文字和书籍中汲取力量。为使今人感知中医药之妙、历代名医的“医者仁心”，编者上择先秦，下至明清，特从古诗歌、正史、名家医案等相关文献中择取最能体现医家、医著、医事、医行之故事88则，收录成辑。每则故事首先列出其相关文献作为引读，然后详细描述“典籍医事”内的故事，解读相关医药文化内涵，再点出该故事的当今中医药应用价值及对社会的影响，揭示其思想文化价值。

本书秉承专业性、趣味性、思想性、文化性相结合的编写思路，可作为未从事中医者中医药启蒙或陶冶情性之作。中医从业者读之，则可以人为镜，知己得失。

本书的编写，在查阅大量文献后，挖掘或改写故事，集合了诸多原始作者的心血。本书的出版，依托于重庆市中医药重点学科（中医基础理论）及巴渝冉氏内科流派工作室建设项目，受到重庆三峡医药高等专科学校的大力支持，在此一并致以衷心的感谢！

由于编者水平所限，本书编写中难免有所错讹，希望广大读者提出宝贵意见，以便再版时修正。

涂世伟　李勇华

2023年1月18日

目录

一　先秦时期

二　秦汉时期

三　三国时期

四　魏晋南北朝时期

五　隋唐时期

六　宋金元时期

七 明清时期

一

先秦时期

1. 伏羲制九针

伏羲味百药而制九针。

——西晋·皇甫谧《帝王世纪》

伏羲是中华民族人文始祖，与神农、燧人并称为“三皇”。相传，伏羲通过仰观天文、俯察地理，创制出八卦。他发明了结绳记事，又教会他的氏族子民结绳为网，用于捕鱼打猎。现代普遍认为伏羲为远古时期的氏族首领，大量史料中关于他“人首蛇身”的记载又为他增添了神秘色彩。

伏羲除了是中华人文始祖之外，也是中医学的始祖之一。他制作的“八卦”，为后世中医学理论提供了哲学基础。除此之外，伏羲制作的“九针”也成为后世九针的雏形。晋代医家皇甫谧在《帝王世纪》中说：“伏羲味（尝）百药而制九针。”早期的针灸针并非如现在的金属材质，而是用石头为原料所做的石针，伏羲氏为了治疗氏族子民的疾病，制作了砭石。砭石的主要用途为放血、排脓，为现代针灸的雏形，因此伏羲也被视为中国医学，尤其是针灸学的鼻祖。

随着后世冶金技术的不断改革，九针的制作工艺不断完善，九针的材质也经历了石具、骨针、青铜、金银、合金的转变，现今临床上使用最多的针灸针，即是九针中的毫针。

2. 医以岐黄始

（黄帝）又使岐伯尝味百草。典医疗疾，今经方、本草之书咸出焉。

——西晋·皇甫谧《帝王世纪》

中医，又被称为“岐黄之术”，这个成语的由来与上古时期的岐伯和黄帝相关。岐伯是我国历史上记载最早的医生。上古时期，百姓多被疾病所伤，黄帝有感于此，于是在明堂之上与岐伯以问答的形式探讨医理，岐伯对于人体的生理、病理、腧穴、经络等皆有论述。我国第一部医学专著《黄帝内经》便是根据黄帝与岐伯的论述编成。《黄帝内经》的体裁采用问答的形式，论述极为丰富，涉及天文、地理、人事、养生保健、藏象学说、经络学说、五运六气等，是中医学“四大经典”之首，被视为中医学的奠基之作，实际上也是中华文化经典著作。后人为了纪念岐伯和黄帝在中医学发展中的贡献，故将中医学称为“岐黄之术”。

《黄帝内经》对于人体生理、病理、养生、疾病防治、调摄等方面论述较为完整，奠定了中医理论的基础，至今仍有效指导着中医的临床和养生保健。

3. 巫与医

上恃龟筮，好用巫医。

——先秦·管仲《管子·权修篇》

巫，指通鬼神之事的人。在远古时期，巫与医的界限并不分明，有学者甚至明确指出“医起源于巫”。在殷墟遗物中，医字被写成“毉”，故“医”字，古作“毉”。巫师以占卜、巫术为主，医治疾病为辅。从文字来看，最初巫和医是一体的。远古先民对于人体发病的原因并无深刻理性的认识，因此将天之风雨雷电、人之生老病死当作是鬼神所作，在生病之后会通过祷祝的方法，以期借助鬼神之力治愈患者的疾病。因此，巫、医当时是一个整体，巫师行医事，为人们治疗疾病，部分患者或许在求神问卜后疾病得愈（类似于心理疗法或安慰剂效应）。但随着医学实践与理论的不断发展，人们对于疾病的起因与治疗有了更多、更深刻的认识，因此巫、医的界限开始分明。至周朝时期，医学分科鲜明，标志着从上层社会开始，巫、医泾渭分明，巫师祷祝，而医师治病。但在后世很长的历史周期之内，部分民众因认识所限，患病后仍求巫先于求医。以至于春秋战国时期名医扁鹊说:“信巫不信医者不治。”

在医学知识并不完善的古代，巫医的存在从某种程度上为人类的健康做出了贡献，巫医也并非仅通过“符咒”这一种形式来治疗疾病，也有草药治疗的记载。但当时人们对本草并未有系统的认知，因此也将其归于“巫术”之列。

在当今社会，部分偏远地区仍有用巫术来治疗疾病者。新闻中因“信巫不信医”而出现的事故也绝非个例。相信随着人类社会的不断进步和发展，医学知识的不断深入普及，此类“悲剧”或将完全杜绝。

4. 马师皇“医龙”

马师皇者，黄帝时马医也。知马形生死之诊，治之辄愈。后有龙下，向之垂耳张口，皇曰:“此龙有病，知我能治。”乃针其唇下口中，以甘草汤饮之而愈。

——西汉·刘向《列仙传》

中医是中国古人在长期的临床实践中总结出来的宝贵经验，这些经验大多数来源于患者，但也有一些治疗经验来源于动物。专门用中医的方法治疗动物疾病的职业，叫中兽医。关于中兽医的始祖，还有一段奇妙的传说。

相传黄帝时期，有一个叫马师皇的人，是擅长医马的神兽医。他仅通过马的骨骼形态，就知道马的患病情况（望而知之谓之神）。更为神奇的是，所有的病马经他一治，无不手到病除，因此他的名声一时大振，后来天上的神龙竟然都知道了。

有一天，天空乌云密布。一条巨龙在天空中盘旋，它垂着耳朵，张着嘴。马师皇看了看说："这条龙有病，知道我能治，才来到我这儿找我看病。"说完就拔出石针，在龙的嘴唇上扎了几针，又给它灌了些甘草汤。不久，病龙果然好了。

马师皇治好了病龙，名气更大了。不仅天上的龙有病来找他，连海里的龙王家族中谁有了病，也乘着波浪到他这儿来求治，果然经他一治就好。后来，因为马师皇治马医龙的德行感动了上天，因而天帝派遣巨龙将马师皇驮至天庭，并封马师皇为仙人。

中兽医这一职业由来已久，在明朝甚至有中兽医专著，详细记载了马或牛的疾病表现，以及针灸或方剂治疗方法。动物和人类的生理病理有一定的相似之处，故治疗人类的药物一般也可用于治疗动物。时至今日，中医热在世界掀起风潮，用针灸或中药的方式治疗动物疾病已风靡全球。

5. 神农尝百草

神农尝百草之滋味，一日而七十毒。

——西汉 · 刘安《淮南子》

种　药

好读神农书，多识药草名。

持缣购山客，移莳罗众英。

不改幽涧色，宛如此地生。

汲井既蒙泽，插楥亦扶倾。

阴颖夕房敛，阳条夏花明。

悦玩从兹始，日夕绕庭行。

州民自寡讼，养闲非政成。

——唐·韦应物

神农是中华民族之始祖炎帝的别名。炎帝有大德，其发明了农具并教会了氏族人民耕种，故又名神农。

神农最为人熟知的当属“神农尝百草”的故事。相传远古时期，神农为了百姓免受疾病之苦，曾尝百草，将草药之品类功效一一记录，后人以此写成我国最早的药学专著《神农本草经》。关于神农尝百草的故事，民间有很多美丽的传说。相传神农天生为“水晶肚”，他可以清楚看到自己的脏腑和经络，吃进去的食物消化过程也可以看到。他为了拯救自己的子民，跋山涉水寻找治疗疾病的药物，并不惜亲自口尝以直观地感受药物的味道和功效，又通过观察药物进入身体后的反应归纳出药物的归经（即对脏腑和经络的作用）。《淮南子》中记载神农尝百草，一日中毒七十余种，最后因误服毒药“火焰子”（又有称“断肠草”）而身亡。他将总结出来的用药经验整理教会给人们，使人们可以用药物来治疗疾病，自此便有了中药学。

几千年来，神农尝百草的故事一直激励着人们勇于探索、敢于实践。后世托名神农所著的《神农本草经》为中医药入门必读之作，是中药学经典著作，亦为“中医四大经典”之一。

6. 中药与《诗经》的奇妙际遇

投我以木瓜，报之以琼琚。匪报也，永以为好也。

——《诗经·卫风·木瓜》

成书于西周初期至春秋时期的《诗经》，是我国最早的诗歌集录。书中载录诗歌共300余篇，诗文内容极为丰富，上至王宫贵族的生活起居、下至黎民百姓的穿衣劳作无不跃然纸上。《诗经》是一本极美的画卷，绘制了中华民族早期最美丽的篇章。

《诗经》不仅在文学上有着极高的地位，在史学或医学史方面也有很高的研究价值。据不完全统计，全书共涉及植物178种，包括粮食作物、经济作物、药用植物、芳草、野菜及野生草木。而很多如今耳熟能详的中药，在《诗经》中都有它们的影子。比如木瓜，在中医学中，木瓜属于祛风湿药，能化湿和胃、通络，治疗转筋吐泻有很好的疗效。木瓜入药的文献记载最早见于汉末的《名医别录》，但从“投我以木瓜，报之以琼琚。匪报也，永以为好也”中我们得知，原来在先秦时期，木瓜已被人们广泛种植，而青年男女更是以其作为定情信物。木瓜药食同源，形态优美，情人间拿它来做礼物再合适不过了。

又如中药中的芦苇。“蒹葭苍苍，白露为霜。所谓伊人，在水一方。溯洄从之，道阻且长。溯游从之，宛在水中央。”“蒹”指没长穗的荻，类似于芦苇，而“葭”就是中药芦苇。短短几句诗文，便刻画出青年男女间美好的爱情故事。白色的芦花丛，有伊人在水的另一方，而男子顺着河流想去找心爱的女子。先秦时期芦苇是否入药，我们不得而知，但后世医家通过经验总结出芦苇可治疗热淋涩痛、胃热呕吐等疾病。

“采采芣苢，薄言采之。采采芣苢，薄言有之。”短短四句便勾勒出一幅田园牧歌的场景：人们在田野里一边唱和，一边采集一种叫作“芣苢”的野草。“芣苢”即为中药中的车前草。车前草功效为利尿通淋、明目祛痰、渗湿止泻，可见在先秦时期人们就已经对车前草较为熟知，采集起来以作药用或食用。

一部《诗经》完美体现了先秦人们的浪漫。人们耕作而歌，用诗歌来传递情感。而诗歌里的中药，也成为今人见证古人饮食、医药等方面的重要证据。

7. 周朝医学分科

医师掌医之政令，聚毒药以共医事。凡邦之有疾病者，疕疡者，造焉，则使医分而治之。岁终，则稽其医事，以制其食。十全为上，十失一次之，十失二次之，十失三次之，十失四为下。

——《周礼·天官冢宰第一》

国之大事，在祀与戎，祭祀的依据，便是各项礼制，而礼制的来源，则属《周礼》。《周礼》是儒家经典，为西周时期的著名政治家、思想家、文学家、军事家周公旦所著。《周礼》所涉及内容极为丰富，大至天下九州，天文历象；小至沟洫道路，草木虫鱼。凡邦国建制，政法文教，礼乐兵刑，赋税度支，膳食衣饰，寝庙车马，农商医卜，工艺制作，各种名物、典章、制度，无所不包，堪称上古文化史宝库。华夏民族有“礼仪之邦”之称，“礼”则来源于《周礼》，对于“礼制”的尊崇从周朝时，便镌刻在封建文化制度之中，延续千年。

周朝是许多制度形成的时期。以医事制度为例，现在的人去医院看病，会因为病种不同而挂不同的科室，这一规章制度，最早就源自周朝。《周礼》依据职责分工不同，将医师分为食医、疾医、疡医、兽医四类。每种类别职责各有不同，如食医的职责是“食医掌和王之六食、六饮、六膳、百羞、百酱、八珍之齐”。简而言之，食医负责王室的饮食保健，配伍五味，调制五谷，做好富有营养价值的餐食以备贵族食用，类似于现代的专属营养膳食师。疾医则与现代医疗系统的全科医生类似，负责官员、百姓的四时疾病（春时有痟首疾，夏时有痒疥疾，秋时有疟寒疾，冬时有嗽上气疾）。疡医掌肿疡、溃疡、金疡、折疡等外科疾病。兽医主要负责治疗动物类疾病。类别分明，各司其职。

值得注意的是，在远古时期，巫、医不分，一般巫师也可以从事医疗活动。而在《周礼》中，对于医事的载录，并未提到巫术和巫师，这不可不视为是一种进步。同时，我们注意到，在《周礼》中，对于五行、五味、五脏的论述和疾病成因以及治疗方法的内容已较为成熟。

周朝的医学分科，是巫、医分流。在医师考核方面，有着令现代人匪夷所思的考核制度。如“十全为上，十失一次之，十失二次之，十失三次之，十失四为下”。对于医师的考核，以治疗痊愈患者的人数为指标，如果医师治疗十人，而十人都能被治愈，那么这个医师可以归为“上医”；相反，如果医师治疗十人，有四个人都无法治愈，治愈率仅60%，则称为“下医”。诚然，如果按照这个考核难度，那么现在的“上医”可谓凤毛麟角。但通过这类详细的载录，我们知道，在几千年前，医师的入行标准十分严苛，足以可见周朝对于“居民”健康的重视。

周朝为礼乐兴盛的时期，各项礼仪制度在这一时期得以确立，成为后世礼乐之基。其完善的医事制度，也在中医史上勾勒出夺目的一笔。

8. 神医扁鹊

吾闻善医者，今古称扁鹊；万病皆可治，唯无治老药。

——唐·白居易《叹老三首 其一》

扁鹊者，勃海郡郑人也，姓秦氏，名越人。

——西汉·司马迁《史记·扁鹊仓公列传》

扁鹊约生活在公元前5世纪，是春秋战国时期最有名的医学家，也是中医望闻问切四诊的倡导者。扁鹊是如何成为一代名医的呢？据《史记》记载，扁鹊并非一开始就是名医，他之所以有高超的医术，乃是有名师相授。扁鹊年轻时，有一老者名长桑君客居乡里，扁鹊觉得长桑君有奇特的本领，于是与之交往时非常恭敬而又有礼貌。长桑君与扁鹊相识十多年后，有一天长桑君神秘地将扁鹊叫到一旁，将医术悉数教授于扁鹊，扁鹊尽得其传，成为了一代名医。

扁鹊在为病人诊疗时重视望闻问切四诊合参，其中尤善于望诊，仅通过观察病人的面色和神态就可以诊断出病变脏腑，无怪乎“医圣”张仲景都不禁感叹：“余每览越人入虢之诊，望齐侯之色，未尝不慨然叹其才秀也（我每次看到史书上关于扁鹊入虢诊病和望诊齐侯的故事，都对他的医术赞叹不已）。”扁鹊不但医术高明，而且医德高尚，始终为病人考虑。相传扁鹊在邯郸时听闻当地人尊重妇人，于是他便成了精通带下病的妇科医生；游历至洛阳，听闻当地人尊重老年人，于是便成了治疗老花眼、耳聋、慢性颈肩腰腿痛的老年保健医生；行至咸阳时，因儿科医生缺乏，于是又成了儿科医生。后世为了纪念扁鹊在医学史上的贡献，便将其称为“医宗扁鹊”。而扁鹊之医术，也成为无数中医人所追逐的至高目标。

太史公司马迁惜墨如金，却对扁鹊诊病的故事详加记录，正是因为其医术精湛、敢于担当。扁鹊被视为名中医的代名词，后世更是将“扁鹊”作为对医生医术的赞誉，如“扁鹊重生”“扁鹊再世”等。

9. 讳疾忌医

扁鹊见蔡桓公，立有间，扁鹊曰：“君有疾在腠理，不治将恐深。”桓侯曰：“寡人无疾。”扁鹊出，桓侯曰：“医之好治不病以为功！”

——战国·韩非子《喻老·扁鹊见蔡桓公》

春秋时期通讯并不发达，然而扁鹊的医名却传遍华夏大地。几千年后的今天，神医扁鹊的医名流传千年而不衰。

扁鹊游历至齐国时，因为医名太盛，于是被齐桓公（一说因齐桓公后迁都至上蔡，故又称蔡桓公）引为上宾。一日，齐桓公在朝堂上接见扁鹊，扁鹊观察了齐桓公的面色之后说：“现在有邪气在您皮肤表里之间，如果不及时治疗的话，恐怕会使疾病加剧啊！”齐桓公并不以为然，淡然一笑：“我怎么可能有病呢？”扁鹊并未过多解释，当他离去之后，齐桓公哂笑着对他的近官说：“医生总是喜欢治疗一些无病的人，然后把无病说成自己的功劳。”过了五天之后，扁鹊又见到了齐桓公，关切地说：“您的疾病现在已经加重了，邪气在血脉之间，如果不及时加以治疗，恐怕会继续加重啊！”齐桓公大为不悦，疾声回道：“我没病。”（内心说不定在想，你才有病呢。）五天之后，扁鹊又见到了齐桓公，继续秉承着治病救人的高尚医德，并不怕得罪齐桓公，继续进言：“您的疾病现在已经到了肠胃之间，再不加以治疗，恐怕要进入骨髓了。”

扁鹊望诊如此高超，又岂会不知前两次已经冒犯了齐桓公呢？普通人见了国君恐怕连大气也不敢出，扁鹊又如何明知君王不悦还胆敢屡次“冒犯”呢？这便是扁鹊医德的体现，但即使医术高明、医德高尚于斯，仍无法拯救齐桓公的生命。继上次进言之后，又过了五日，扁鹊在路上遇到了齐桓公，这一次扁鹊并未多说什么，一路小跑就绕过走了。齐桓公很疑惑，于是便差左右去问扁鹊避而不见的原因。扁鹊回答道：“病邪在皮肤表里之间的时候，可以通过药物外敷的方法治疗；在血脉之间的时候，尚可用针灸疗法治疗；在胃肠之间的时候，汤剂饮入肠胃也可治疗；但病邪若在骨髓之间，即使是司命之神也无可奈何啊。”五天之后，齐桓公疾病发作，忙差人去请扁鹊，而扁鹊已由齐入秦，齐桓公就此谢世。

齐桓公没有听从扁鹊的建议及时诊治疾病，后来付出了生命的代价，令人扼腕叹息。扁鹊见齐桓公的故事，千年来被用以警醒人们，不要讳疾忌医，要虚心听取别人的批评和建议。

10. 起死回生

扁鹊乃使弟子子阳厉针砥石，以取外三阳五会。有间，太子苏。乃使子豹为五分之熨，以八减之齐和煮之，以更熨两胁下。太子起坐。更适阴阳，但服汤二旬而复故。故天下尽以扁鹊为能生死人。扁鹊曰："越人非能生死人也，此自当生者，越人能使之起耳。"

——西汉·司马迁《史记·扁鹊仓公列传》

扁鹊不仅工于望闻问切等诊断之法，更擅长使用砭石（即针刺）和汤熨的方法治疗疾病。古时医家都喜欢游历，游历的目的并非游山玩水，而是为了丰富学识或治病救人。以扁鹊为例，他游历至哪个地方就为当地人诊脉看病。有一日，扁鹊游历到了虢国，时太子暴毙，全国鼓丧。扁鹊来到了虢国宫殿之外探求究竟，刚好遇到了一个中庶子（君王的侍臣），这个中庶子也喜研究方药，懂得一些医理，于是扁鹊便与他攀谈起来。扁鹊问太子因何病而亡。中庶子回道："太子是因为气血运行失常而病，身体又有邪气发泄不出去，于是就突然昏倒死了。"扁鹊又问太子何时身亡，有无入殓。中庶子回道：“从黎明到现在，尚且不到半天，尚未入殓。”扁鹊通过与中庶子的交流，心知太子仍可救。于是便自报家门，说自己可将死去的太子救活。中庶子起初并不相信，但扁鹊对太子的病情和病状进行了详细地分析，甚则说太子现在应该有鼻息，两股之间尚有温度。中庶子听完大惊，简直是目瞪口呆。他不敢自作主张，于是便连忙入宫禀告虢国国王。

老国王正沉浸在白发人送黑发人的悲伤之中，听说久负医名的扁鹊可救活太子，于是连忙邀约。虢国国王和扁鹊一阵寒暄之后，说道：“若不是先生来至，太子只有入土为安了。”说时声泪俱下。扁鹊胸有成竹地对国王解释了太子发病的病理。原来太子仅仅是昏厥而已，如果是医术不精良的医生诊治，就会将这类病人诊断为死亡，但医术精良的医生可以将其救活。说罢，扁鹊叫弟子准备砭石，在太子头上的百会穴放血。不一会儿，太子便苏醒了。扁鹊又让另一个弟子准备药物在太子两胁下热熨，又过了一会儿太子就能坐起来。之后，扁鹊又开了汤剂给太子内服，二十日之后太子便痊愈了。从此以后，天下人都称扁鹊有“起死回生”之术。传言到了扁鹊的耳中，扁鹊谦虚地说：“不是因为我能把死人救活，而是患者本身的疾病并不致死，我只是治好了他的病而已。”

虢国太子“暴毙”，扁鹊仅通过短暂的询问便敢于“开棺救人”，说明他除了拥有至妙的医术之外，还具备勇于担当的宝贵品质。他治好了虢国太子的“厥证”之后并不居功自傲，反而谦虚地说自己治好疾病仅仅是顺势而为，他高超的医术和高尚的医德为后世医者所称颂，被视为中医药发展中的代表人物之一。

11. 病入膏肓

疾不可为也，在肓之上，膏之下，攻之不可，达之不及，药不至焉，不可为也。

——春秋·左丘明《左传》

春秋时期除了扁鹊之外，还有一个有名的医生，名为缓。缓为秦国人，因其职业为医且医术高明，故又被人称为医缓。“病入膏肓”这个成语即与医缓治病的故事相关。

据《左传》记载，晋国的君主晋景公有一日梦到了一个披头散发的恶鬼向他索命，由于噩梦太过于逼真，晋景公醒来后备受惊吓，于是便请来了巫师除邪。还未等晋景公向巫师说梦，巫师便已将恶鬼入梦一事说出，甚至还知道恶鬼恐吓晋景公的言语，最后断言晋景公吃不上来年的新麦。晋景公听罢大惊，过了几日便病了，听闻医缓的医术高明，于是便向秦国国君请求秦国派医缓前来诊治。

秦国国君于是派出医缓治疗晋景公，医缓尚未到晋国时，晋景公又做了个噩梦（晋景公应有心事，否则怎么会总是做噩梦）。这次梦见他身体中的疾病变成了两个小人，其中一个说：“听闻医缓医术高明，我怕他把我们除掉，咱们该逃到哪儿去呢？”另一个回答说：“到心脏的下面、膈膜的上面去吧，那个地方叫膏肓，药力难以到达，医缓就拿我们没办法了。”

话说医缓很快来到了晋国，先为晋景公详细地诊察了身体，然后说：“药力难以到达的地方，在心脏的下面、膈膜的上面，这个地方叫膏肓，您这病已经到了膏肓这里，所以无法医治了。”晋景公听罢说：“真是神医。”之后赐给医缓一些厚礼便送他回了秦国。

风起于青萍之末，浪成于微澜之间。在疾病初起阶段，一般有一些轻微的表现，如果及时诊治，则可从一定程度上避免小恙变为大病。现在人们常用“病入膏肓”来形容病情严重，无药可救。

12. 孟子很养生

今之欲王者，犹七年之病，求三年之艾也。苟为不畜，终身不得。

——战国·孟子《孟子·离娄上》

孟子是儒家代表人物之一，古时称儒学为“孔孟之学”，“孔”指孔子，“孟”即指的是孟子，意指孟子在儒家学派中的地位仅次于孔子。儒家学派以仁为本，主张君主通过推行“仁政”来收获民心。

《孟子·离娄上》中，孟子对夏桀、商纣失去权位的原因进行了总结，里边提到君王应该喜好仁德，若不喜好仁德而想获得权位，便犹如“七年之病，求三年之艾”。孟子原意仅是通过比喻的方式说明君主施行仁义的必要性，但慢慢地被引申为治病的方法，即发病时间久的疾病，需要用陈艾（三年以上）进行艾灸。艾，即艾草，即通过点燃艾炷或艾条的方式在患处熏烤，故又称“艾灸”，针灸中针指“针刺”，灸便指“艾灸”。艾灸的原料极为丰富，随处可得。从孟子的比喻中我们可以得知春秋战国时期人们已经熟知用艾灸的方法来祛疾保健了。

现代药理研究表明艾草中含有大量挥发油，通过对穴位进行艾灸，有提高机体免疫力、改善血液循环、调和经络之气的功效。但新艾气味显露、热性不能渗透，因此人们更习惯用存放三年或以上的陈艾来进行艾灸。这便是“七年之病，求三年之艾”，也有“家有三年艾，郎中不用来”的说法。

通过以上的故事我们不难得知两千多年前的孟子认为艾灸治病，以陈艾为宜，并且以艾灸治病比喻、宣传治国之理。可见孟子除了儒学大成之外，其医学经验也十分丰富。

13. 文挚施妙计，激将疗郁疾

文挚因出辞以重怒王，王叱而起，疾乃遂已。王大怒不说，将生烹文挚。太子与王后急争之，而不能得，果以鼎生烹文挚。爨之三日三夜，颜色不变。文挚曰：“诚欲杀我，则胡不覆之，以绝阴阳之气？”王使覆之，文挚乃死。夫忠于治世易，忠于浊世难。文挚非不知活王之疾而身获死也，为太子行难，以成其义也。

——秦·吕不韦《吕氏春秋》

文挚是战国时期宋国的名医，《吕氏春秋》记载了他为齐闵王诊病的故事。有一天齐闵王患了疾病，派遣使臣至宋国迎接文挚前来诊治。文挚应诊，经过详细的诊断之后，心中便知此病可治愈，然而文挚似有苦衷，并不马上开具处方。太子救父心切，请文挚马上诊治，但文挚却面露难色。太子一再追问之下，文挚终于道出了实情：“陛下的病并非难愈之病，仅通过激怒他的方法就可收获效果，但是陛下盛怒之下，臣必难逃一死。”太子听罢紧紧握住文挚的手说：“先生请不要担心，只要您能治好我父王的疾病，我和我母亲冒死也会保您周全。”文挚本就不忍见死不救，又被太子的一片孝心所感动，于是便答应了太子的请求。之后文挚和太子约定了时间，择期诊治齐闵王的疾病。约定的时间到了，齐闵王差人去请文挚，文挚却并不应诊，齐闵王不悦。如此请了三次，文挚皆不前来应诊，齐闵王发怒了。到了第四次，文挚姗姗来迟，到了齐闵王的睡榻之前非但未行臣子之礼，反而穿着鞋子踩着齐闵王的衣服登上了他的睡榻，这在封建社会是绝对的僭越之举，普通人尚且难以忍受这份无礼，何况是一国之君的齐闵王。但齐闵王毕竟有求于文挚，于是强忍着内心的愤怒并未怒骂文挚，仅将头转去一边不理睬文挚。更令人吃惊的是，文挚非但不知收敛，反而言辞粗鄙，齐闵王终于忍无可忍，突然坐起欲破口大骂文挚，张口却吐出鲜血，在这一番刺激之下，齐闵王的旧疾竟不药而愈。文挚未使用砭石、汤药，仅用激怒齐闵王的方法便治愈了齐闵王的疾病，不禁使人拍案叫绝，其医术之精妙由此可见一斑。惜文挚却因此而获死，被称为“忠义”之士。

中医认为人的情志与脏腑功能休戚相关，情志不和可引起脏腑疾病，反之，若脏腑有疾可通过调理情志的方法治疗。俗语说“心病还须心药医”，情志疗法便常用于治疗因情志失和引起的疾病。中医五行“木火土金水”对应五脏“肝心脾肺肾”，对应着情志“怒、喜、思、悲忧、惊恐”，根据五行相克的顺序，情志也有相胜的顺序：喜胜忧（悲），忧（悲）胜怒，怒胜思，思胜恐，恐胜喜。

二
秦汉时期

1.《吕氏春秋》的中医智慧

出则以车，入则以辇，务以自佚，命之曰招蹶之机；肥肉厚酒，务以相强，命之曰烂肠之食；靡曼皓齿，郑卫之音，务以自乐，命之曰伐性之斧。三患者，贵富之所致也，故古之人有不肯贵富者矣，由重生故也，非夸以名也，为其实也，则此论之不可不察也。

——秦·吕不韦《吕氏春秋·本生》

《吕氏春秋》又称《吕览》，是秦相吕不韦集门客之力所编著的一本杂家巨著。《吕氏春秋》分为十二纪、八览、六论，注重博采众家学说，以道家思想为主体，同时涵盖了阴阳、儒墨、名法、兵农诸家学说，类似于现代的百科全书，是先秦杂家的代表作。

《吕氏春秋》载录丰富，史学家可以研习史料，思想家可以探究先秦哲学，军事家可以研习兵法，而养生家可以学习保健之法。《吕氏春秋》虽没有大篇幅地言医言药，但其关于“养生”之法的载录十分详尽，而且对于先秦养生学思想的总结较为精粹，对后世产生了深远的影响。例如《本生》篇中关于“招蹶之机”“烂肠之食”“伐性之斧”的论述，至今仍然十分具有研究和参考价值。

中医思想中，七情、饮食、劳逸都会引起疾病。以劳逸为例，如果一个人过度劳累会产生疾病，站立过久容易伤及骨头；而运动过久，尤其走路或跑跳过多会伤害到肌腱韧带；看东西过久，容易损伤肝血（中医认为肝开窍于目，眼睛功能的正常需要肝血来滋养）。

劳动过量容易引发疾病，人们也比较容易理解，但其实过度安逸也会引起疾病。《吕氏春秋》中提到贵族出入都乘坐车辇，肌肉和关节得不到良好的锻炼，因此容易导致肌肉萎缩或者关节疼痛的症状，故称车辇为“招蹶之机”。生命在于运动，贵族们衣食无忧，并不需要亲自劳作来获得食物或财帛，因此容易生病。吕氏认为人应该多加劳作，以锻炼筋骨，这点与现代的强身健体有相似之处。如《上乘》篇论：“非老不休，非疾不息，非死不舍。”即只要人还没有到老得不能动的地步，就一定不得停止运动；如果不是患了严重的疾病，就一定不得完全休息；没有到寿终正寝的那天，就一定要每天做一些农活。吕氏的门客观察到贵族多“四肢不勤”，因此百病丛生，所以有此论述。《吕氏春秋》提到疾病的发病原因一般就是精气瘀滞，如果人体久而不动，就会导致气血不通，从而引发多种疾病。而预防精气瘀滞的方法，就是“舞以宣导之”。通过锻炼，或做一些力所能及的农活，只有这样，脏腑和经络才会和顺，不容易引发疾病。东汉时期华佗通过观察鸟兽的活动，发明“五禽戏”以调畅脏腑经络之气，从而达到延年益寿的目的，也是提倡以功法来养生保健，想必正受此影响。

饮食方面，如果饮食习惯偏嗜肥腻、美酒之类，则必然会损伤肠胃，因此将肥肉厚酒称为“烂肠之食”；如果每天耽于音色，以美人、音乐为伴，则会使人心性沉醉，不能专心于其他事物，所以将女色和靡靡之音称为“伐性之斧”。

《吕氏春秋》提出的身体保养方法就是“多动”“粗食”“减少欲望”，只有这样，才能有效地防止疾病的发生。

物无美恶，过则为害，如果只一味享乐佳肴美酒，以妄为常，并不遵循养生的规律，人又怎么可能不生病呢？《吕氏春秋》中提出的这些问题同样值得现代人思考，现在很多人出门动辄打车，少有时间锻炼，又因为工作繁忙，饮食吃饭则饥饱无常，周末朋友聚会酒肉吃得胃肠满胀方才作罢，这都是与中医养生的思想背道而驰的。

2.《难经》不难

《难经》，非经也。以《灵》《素》之微言奥旨引端未发者，设为问答之语，俾畅厥义也。

——清·徐大椿《难经经释》

作为四大名著之一的《西游记》记载了唐三藏师徒四人不远万里前往西方求取真经，共经历了九九八十一难，最终得求真经的故事。而在中医学中，也有一本书记载了“八十一难”，此八十一难并非是唐僧师徒四人降妖除魔之见闻，而是对于人体一些生理、病理的阐述，有学者称其为《黄帝内经》的扩展本，是对于一些医学疑难问题的答疑解惑，这就是中医经典著作之一:《难经》。

《黄帝内经》语义精微，多有令人疑惑不解之处。但《难经》针对《黄帝内经》中深奥难懂的中医学理论，总结归纳为八十一个问题，进行答疑解惑。《难经》涵盖内容十分广泛，包括脉诊、脏腑、阴阳、五行、病机、营卫、俞穴、针灸，以及三焦、命门、奇经八脉等理论疑难问题，涉及人体正常生理、解剖、疾病、证候、诊断、针灸与治疗等方面，内容十分丰富，在阐发中医学基本理论方面占有重要的地位。

《难经》作者相传为战国名医扁鹊，但亦不乏意见相左者，历史的疑团仍未解开，但《难经》无疑是中医基础理论、中医诊断、中医生理病理等众多中医学科的集大成者。《难经》的出现使得医学之门的密匙被更多的医家掌握在手中，也使岐黄之术造福了更多的百姓。

《难经》中的中医学理论至今仍然具有重要指导意义，例如现在中医医师常用的寸口诊脉（诊察腕部动脉）就出自《难经》。在此之前，古人一般认为遍查全身才能获得正确的脉象，例如东汉张仲景提出的“三部九候法”（在患者的手腕部、颈部、足跗部诊察脉象，从而获得全身气血运行的信息），而在《难经》中认为仅通过寸口脉就可以诊察身体脏腑的情况，这一点大大简化了脉诊，从而使医师的诊察流程缩短。《难经》对于藏象学说、经络学说以及针灸补泻等方面的疑难问题都进行了答疑，大大丰富了《黄帝内经》的内容，因此历代医家多称其为《黄帝内经》之“羽翼”。

3. 豆腐与中医

豆腐之术，三代前后未闻，此物至汉淮南王安始传其术于世。

——南朝梁·谢绰《宋拾遗录》

豆腐是现在家中日常的食材之一，营养丰富，富含蛋白质及其他有益物质，被端上了千家万户的餐桌。在享用美食的时候或许有人会思考，豆腐起源于何时？是何人发明的呢？透过历史的迷雾，我们在史书中找到了答案，豆腐的发明人正是西汉的刘安。

历史上姓刘名安者甚众，若不提封号和朝代，大多数人可能并不知道所指何人。但若说起西汉时期的刘安，相信很多人都有耳闻，他是汉高祖刘邦之孙，承父荫被封为“淮南王”。淮南王刘安信仰道教，招徕了一批奇人异士，每日炼取丹药，以求长生。相传一日刘安端着豆浆在炼丹炉旁视察丹炉的情况，不慎将碗中豆浆洒落在炉旁供炼丹的一小块石膏上。石膏本属一味清热泻火的中药，古人称之为“清气分实热”之药，治疗高热、咳喘等肺系症状。刘安等人原本以石膏作为炼丹的原料，却不想碗中豆浆与一小块石膏一经碰撞，竟变成了一块白色的膏状物质，状如石膏，但质软且嗅之有清香之感。刘安忙命人又多取了豆浆，加入少量石膏之后，整锅的豆浆竟然变成了一大块软软的、白白的物质，刘安一尝竟觉得此物甚是可口，豆腐便从此出现了。

看似炼丹家的无心之失竟产生了一种新的食物，但其实很多的中药都与炼丹术的发展相关，例如炼丹常用的原料有朱砂、轻粉、石膏等质地沉重的金石之物，入药之后可用于治疗多种疾病。

刘安和他的门客编著出包罗万象的《淮南子》，全书以道家思想为主轴，内容涉及政治、哲学、伦理、史学、文学、经济、物理、化学、天文、地理、农业水利、医学养生等多个领域，是汉代道家学说最重要的一部代表作。该书的核心思想在于宣扬道家学说。刘安等人对于阴阳学说、五行学说进行了深入的探讨，对于阴阳关系的转化、五行生克的论述更是大大丰富了中医学中的哲学理论。

《淮南子》中记载了病因病机、养生之法，与《黄帝内经》多有雷同之处，因此有学者以此认定《黄帝内经》的成书时间应在秦汉。

刘安对于道学的贡献自不必说，对于中医学的发展也有着重要的推动作用。

4. 最早的医案

今臣（淳于）意所诊者，皆有诊籍。

——西汉·司马迁《史记·扁鹊仓公列传》

医案即病案，是记录医生采集病史、诊断、用药、预后等内容的过程性文案资料。结合古代名医的成才之路，不难发现很多名家都曾深入地研究过前人的医案，以期从中获得前人精华的治病经验。那么最早的医案记录从何人开始呢？据《史记》记载，最早医案即出自西汉，其原型为仓公淳于意所著的“诊籍”。《史记》收录了淳于意治疗疾病的详细过程，共二十五则。

淳于意，西汉临淄（今山东淄博）人，为西汉文帝时期掌管粮仓的官，故又被称为仓公。淳于意年少时便喜欢研究医术，经常到处搜集治病救人的医书，后来他听闻同乡名医公乘阳庆医术精湛，于是便在他人的引荐之下拜其为师。公乘阳庆时年七十余岁，家境富足，藏医书众多，其下并未有子嗣及门徒，他觉得淳于意性格敦厚、心性纯良，于是便破例收淳于意为徒（前人授徒皆是秘传，主要通过口传心授的方法授徒，并不广开门庭。如果没有找到适合的传人，宁愿使自己的绝学消失，令人扼腕）。他教授徒弟的方式十分特别，并未马上安排淳于意学习方药，而是先令淳于意忘掉以往学习的所有关于医学的知识，然后才开始传授一些秘不外宣的医术，如方药之术、脉诊之法、望诊之巧等。最终淳于意尽得其传，可以通过病人的症状便知道病人的生死，能决断疑难病症，判断能否治疗。如此学习了三年之后，淳于意依照公乘阳庆所传之术，治病救人多能应验。就让我们从以下两个医案体会一下淳于意的医术吧。

齐王的王孙有一日生病，召淳于意去诊治疾病，淳于意诊断后说："这是气膈病，这种病使人心中烦闷，吃不下东西，时常呕出胃液。这种病是因为内心忧郁，常常厌食的缘故。"诊断过后，淳于意用下气行气的药物拟成处方，煎煮之后当即给王孙喝下，仅用了一天王孙症状大减，又过了两天就能吃东西，三天后病就痊愈了。淳于意将治病过程详细记下，并且分析了王孙之疾的起因和诱因，理法方药完整，有很高的借鉴意义。

又一日，齐王的母亲病了，主要症状是大小便困难，尿色红赤，召淳于意去诊脉。淳于意诊断后说："是风热侵袭膀胱，所以会有大小便困难，尿色赤红的症状。"之后，淳于意给太后服下清火药，太后仅吃了一服药就可以正常大小便了。两剂之后，太后痊愈。淳于意解释说，发病的原因是太后因为天气炎热，出汗过多，然后又脱掉衣服，感染邪气得来。再一问太后身边的侍从，果然如此。

皇帝有一次当面问询淳于意治病的情况，淳于意对答如流。皇帝问淳于意所治疗的疾病是否都可以痊愈，淳于意坦诚地说:“我治疗疾病要先诊脉，如果病人的脉象和症状是相符合的就可以治愈，否则就无法医治，我也无法治好每个病人的疾病。”皇帝对淳于意实事求是的态度十分赞赏。淳于意记录在案的共二十五例病例，有十例因为医治无效而死亡，他诊病之得失记录在册，称为“诊籍”，在这些“诊籍”中淳于意详细记录了患者姓名、职业、籍贯、症状、脉象、诊断结果、治疗方式和预后推断等情况。淳于意记录医案时力求真实完整地反映整个施治过程，并未过多矫正掩饰其未治好的病例，这样的精神被后世所传扬。

许多技艺面临传承困难的难题，其原因之一便是当时囿于门户之见，如“传男不传女”“传里不传外”等。淳于意敢于一改过去医学传授闭门秘宣之特点，一生广授门徒，这是十分难得和令人称颂的。后来，医生把治疗疾病的过程记下来，翔实可考，如此便成了“医案”，或者叫“病历”。

5. 缇萦救父

三王德弥薄，惟后用肉刑。
太苍令有罪，就递长安城。
自恨身无子，困急独茕茕。
小女痛父言，死者不可生。
上书诣阙下，思古歌鸡鸣。
忧心摧折裂，晨风扬激声。

圣汉孝文帝，恻然感至情。
百男何愦愦，不如一缇萦。
——东汉·班固《咏史》

“孝”是中华民族传统美德之一，历史上有许多令人动容的孝道故事，如周朝郯子鹿乳奉亲，春秋曾子噬指痛心，汉朝文帝亲尝汤药，晋时王祥卧冰求鲤等。今天的这则故事与孝道相关，主人公是一位十二三岁的少女，她因“孝”和“敢言”而使皇帝废除了一项刑法，这便是“缇萦救父”的故事。

缇萦，是太仓公淳于意的第五个女儿。淳于意公医术精湛，为穷苦人诊治疾病往往尽心尽力，却无暇与同僚搞好关系，很多王室权贵想让淳于意做自己的私人医生，但都被其拒绝了。一日，有权贵诬陷淳于意受贿，按照律法应当受到肉刑（一种使人残疾的酷刑），淳于意因有官职在身，于是需被押送至长安，由皇帝亲自审判后定罪。押解当日，家眷相送，淳于家四位女儿哭作一团，泣不成声，唯有缇萦镇定地向差官请求与父同行，愿在路途上照顾父亲，差官应允。于是缇萦便和其父淳于意踏上了入京之路，一路的艰辛自不必说。到了京师之后，缇萦第一件事便是上书汉文帝。奏书中写道：“在我的家乡，人人都知我父亲为官清廉公正，今天却要受到刑罚，民女痛惜死者不能复生，受刑之人无法复原，民女愿入宫为奴婢侍奉陛下左右，希望能够免除我父亲的刑责。”其文言辞恳切，字字泣血，痛陈肉刑之弊端，汉文帝读罢深受感动，于是便赦免了淳于意的罪责，并允许淳于意携女返回故里。因为缇萦的孝顺与勇敢，使淳于意从朝堂脱身而专注于诊病，从而使更多的人得到诊治。再后来文帝感到肉刑有悖于法理，于是便将肉刑废除。

小缇萦年纪虽小，却深知伦理之道，其舍己救父的事迹对后世影响深远，缇萦身体力行地为我们展示了“百善孝为先”的中华传统美德，无怪乎千百年来一直被人称颂。父女二人，一因医名传世，一因孝名传世，其良好的家风教育可见一斑。

6. 女医之首义妁

纵有姊妁，以医幸王太后。

——西汉·司马迁《史记·酷吏列传》

俗话说“巾帼不让须眉”，西汉时期的义妁凭借其出众的医术，获得了“巾帼医家”的殊荣，受到了汉武帝的嘉奖。又因为她精于各科，医德高尚，故被称为“女中扁鹊”。以名医扁鹊之名比喻，可见义妁在当时医名甚重。

义妁生于一个医药世家，但是她的家人却并不支持她学习医术，那么她后来又是怎么成一代名医，位列四大女医之首呢？事情还要从义妁的父亲说起。义妁的父亲原本是宫廷医生，因受到太医令丞崔府志的陷害而致身亡，其母也因此株连而未能善终。义妁在其父母去世之后，仅与弟弟义纵相依为命，后来姐弟二人被义妁父亲的朋友带走抚养。养父是草泽医（乡野医生），在十里八乡颇有医名。年幼的义妁自小便对医术产生了极大的兴趣，但是她的养父起初并不支持，因为义妁的父母便是因为行医而被迫害导致家破人亡，养父仅想把义妁抚养成人，并不希望她继承衣钵。义妁生性善良，看到养父治好了很多的病人，救患者于水火之中，于是便偷偷研习医药知识，在养父治病时也在旁侍诊，顺便熟记处方。后来养父看她实在有志于医学，便将药性、医理悉数传授于她，没过多久，义妁的医学才能就显露出来，很多病人都慕名而来。

有一次，义妁接诊了一个外地的重症患者，这名患者腹部膨隆，肚子比将要临产的孕妇还大，脐眼突出，身躯瘦得皮包骨头，奄奄一息，已无多少生机，经家人用担架抬来请求义妁诊治。义妁经过详细诊断，决定急则治其标，先用针灸的方法解除患者的痛苦。她磨好银针，在病人的腹部和腿部连刺数穴。针刺之后，用药粉外敷于患者的神阙穴（肚脐眼）上，再用热水浸湿的绢帛裹住。最后为患者开具了几剂汤药善后。奇迹出现了，仅仅几天之后，患者肿胀的腹部就消减了，继则可以行走自如。自此以后，义妁的医名便在方圆百里传开了，再到后来义妁的医名从民间逐渐传到了宫廷之内。

汉武帝的母亲王太后生病了，宫中御医并无良策。王太后听闻义妁治疗疾病疗效显著，便命下人私下出宫调查一番，看义妁的医术是否如传闻般神奇。不久，仆人便回宫复命，说经过观察，义妁的医术确实高明，而且她医德高尚，病人对她的评价十分之高。于是王太后忙遣人将义妁请到宫中。进宫之后，义妁通过详细诊断，认为王太后之病乃是过多地服用温补之药，导致身体内热，亟需清热泻火治疗。经过义妁的精心诊治，王太后很快痊愈，于是问义妁想要什么赏赐。可义妁回答：“在乡野间治病，有些患者无钱医治，我都施医赠药，只因为治病救人是我的本分。”太后听完十分感动，于是又问她是否有兄弟，如果有，太后愿赏赐她的兄弟。义妁又回答说：“我有一个弟弟，但是他德行有亏，并不适合做官。”太后一心想回报义妁的治病之情，于是告诉了汉武帝，希望朝廷封义妁的弟弟为官，汉武帝事母至孝，于是封义纵为官。而义纵果如义妁所言，为官不仁，因此太史公着笔将义纵归为“酷吏”之列，而对于义妁的医事，仅留有“以医幸王太后”一句。

在封建社会，女性多被戴上“三从四德”的精神枷锁，自小便需要被动接受“女德”教育，如练习女红、习得烹饪等，因此史书中关于女性的记载并不多见，而能留名于《史记》的更是少之又少，而义妁凭借其杰出的医术、高尚的医德被载入史册。后世涌现出了很多有名的女医家，但义妁的医事记载最早，因此她被称为女医之首。

7. 悬壶济世

卖药诸生体调狂，尘埃空助老来忙。

壶中自少闲天地，岂是今无费长房。

——北宋·吕南公《有见》

作为一名医生，拯救灾厄、悬壶济世是毕生所求，当矢志不渝。在各种中医相关的书籍或影视剧中，经常会看到医生手执拐杖，拐杖上端系一药葫芦，那么葫芦在中医文化中有着什么寓意呢？悬壶济世的来历又是怎样的呢？其实，这有一个美丽的传说。

传说在东汉时期，有一个年轻人叫费长房，一日他在集市上的酒楼里饮酒，看到一个手执木杖、杖头悬壶的老人在闹市中卖药，买药的人很多。费长房闲来无事，便仔细端详老人，老人仙风道骨、鹤发童颜，这更引起了费长房的好奇心，于是他留心观察老翁的一举一动。过了不久市集散了，人逐渐变少了，老人带着拐杖和壶到了偏僻的地方，接下来的一幕看得费长房目瞪口呆。但看老人将壶悬挂起来，之后化为一缕青烟跳入壶中。这一看不要紧，费长房本就对修仙习道之事疑惑颇深，这下好奇心更重了。

到了第二天，老人又在集市上卖药，这一次费长房迫不及待地带着酒肉与老人攀交，老人倒也爽快，一顿饱食之后便领着费长房一起跳入壶中。费长房入壶中之后初觉害怕，但定下神后四下一看，壶中竟别有洞天，犹如仙境，仙药云集。费长房见老人并非凡人，于是便诚恳地请求跟随老人学习医病之法，老人慨然应允，将自己治病救人的一身本领悉数传授给费长房，之后费长房便成了一代名医。

后世根据这个故事，便将“悬壶”作为行医的代称。俗语“葫芦里卖的什么药”也与这个美丽的传说相关。古代医家以悬壶济世自勉，为众多的病人解除了苦痛。悬壶济世已成为中医的代名词，作为一笔宝贵的精神财富被传承至今。

8. 重阳登高

独在异乡为异客，每逢佳节倍思亲。

遥知兄弟登高处，遍插茱萸少一人。

——唐·王维《九月九日忆山东兄弟》

端阳竞渡，吊屈原之溺水；重九登高，效桓景之避灾。

——明·程登吉《幼学琼林》

受古代“天人合一”朴素唯物主义思想的影响，古人以九为阳数，六为阴数，于是称九月初九为重阳。2012年12月28日，全国人大常委会表决通过新修改的《中华人民共和国老年人权益保障法》，明确了每年农历九月初九为“老年节”。

早在春秋战国时期，重阳节便是一个盛大的节日，有重阳祭祀的活动。时至两汉三国，重阳节逐渐被赋予了更多的文化功能，古人在这一天赏菊、饮酒。在唐代，田园诗人王维一首“遥知兄弟登高处，遍插茱萸少一人”更是反映了唐代人们用登高和插茱萸的方式来郑重地纪念重阳节。那么，重阳节“登高”“插茱萸”最早源于何时呢？我们或许能从南朝梁人吴均所著《续齐谐记》中找到答案。

《续齐谐记》记录了这样一则故事。费长房师从壶翁（即上文中老者）学医后，治疗疾病多得心应手，因此医名遍传乡里。汝河之南有个名叫桓景的年轻人很仰慕费长房的医术，于是便拜其为师，潜心跟随他学习医术。如此过了几年，有一日费长房突然对桓景说：“九月九日，你们家即将有一场灾难。你现在马上回家，让你的家人准备一些锦囊。其次多采一些吴茱萸放在锦囊里，系在你们的胳膊上。最后带领你的家人去到高处避难，切记再多饮菊花酒，只要你按照我说的去做，你的家人一定能避过这场灾祸。”桓景听罢恩师的指点，马上回到家中，依法照做，带领家人在九月九日前一天系吴茱萸、登高、饮菊花酒。傍晚时分，桓景下山回家一看，鸡犬牛羊无一幸免，悉数暴毙。桓景这才知道，自己及家人在师父的指导下得以躲过了一场瘟疫。

从此以后，人们在重阳节这一日登高，妇人们在这一天佩戴吴茱萸，便是延续了桓景登高避疫这一习俗。

9. 名医郭玉的“四难”

余尝读而病之，以谓玉特世俗者流，浅之乎为术者也。玉诚能精其术以济世，则惟吾之所为而必其效。而何富贵贫贱之足易其志哉？玉惟不能内自决于必胜之术，故不能不震于外而失其故智，不然，何以羸服变处而一针即愈邪？岂非技不能通乎道，其技固有时而穷邪？然人有疾而使医者不能自尽其意，则亦可危之甚者也！

——清·吴楚材《古文观止·龙启瑞·书郭玉传后》

在中医历史上，有这么一位医生，他的医术“时好时坏”。给贫苦之人看病，往往手到病除，一针而愈。但是给王亲贵族看病，却并不能收获良好的效果。同样的疾病，同样的医生，为什么治疗效果却截然不同呢？来看看郭玉治病“四难”的故事。

郭玉，东汉和帝时期的名医，擅于以针灸的方法治疗疾病。郭玉是四川广汉人，他在少年时拜师于名医程高，尽得程高医术之传。郭玉的求医之旅要从他的师祖涪翁说起。

涪水之畔，山明水秀，人们经常在那里浆洗、垂钓。不知道从什么时候开始，有一个老翁出现在了涪水旁，他不定时前来垂钓，并不与人交往。没有人说得出老翁的来历，因其经常出没于涪水，故又被人称之为涪翁。涪翁身无长物，居无定所，来去无踪，周围的人们看他年老体衰，便时常用粥饭接济他，涪翁倒也不拒。偶有乡人突发疾病，涪翁便用针灸给患者治病，经常能达到速效，乡人这才知道原来涪翁身藏绝学，不多时涪翁的医名便传遍了乡里。程高听说了涪翁的医名，便到处寻涪翁以期拜师。但涪翁行踪飘忽，程高找了几年才找到，涪翁被程高的诚心打动，于是把自己的医术悉数传给程高，程高又将医术传于郭玉。授徒之后，程高也隐匿了行踪，并不出任医官。郭玉用程高教给他的医术治病救人，慢慢地医名传到了朝廷之上，朝廷便召郭玉入宫，封他为太医丞，这才有了后边的故事。

郭玉入宫之后，尽心尽力为患者诊治，但是慢慢地王公大臣反映郭玉治病的疗效时好时坏，皇帝心生狐疑，便派人去打探。侍从认真观察了郭玉几天，郭玉为贫困之人诊病尽心尽力，医德高尚，最重要的是治病效果极好，并无时好时坏的情况发生。皇帝就又找了一位患病的大臣，嘱咐他换掉华丽的官服，穿上穷人的衣服，住在穷人的房子里，然后再去请郭玉诊病。郭玉并不明白其中内情，应约而至，仅在病人身上扎了一针就把他的疾病治好了。事情传到了皇帝的耳朵里，皇帝百思不得其解，于是召郭玉进宫，打算当面质问他。

郭玉进宫之后，皇帝将王公大臣之言与嘱咐大臣“换衣求诊”一事原委告知于他，郭玉听罢便回答道：“医生为病人诊病，一定要心无旁骛、尽心尽力，然后精神集中地为病人诊病。臣给贫苦之人诊病时，并不拘束，而且患者因为有求于我，于是我对他们的嘱咐和告诫他们都会听从，所以效果很好。但是臣给地位尊贵的人诊病，病人往往居高临下，并不以求医的礼数待我，于是我诊病之时战战兢兢。为贵人诊病，有四种情况难以治好。一是达官贵人们自以为是，不听我的劝告和嘱咐；二是患者不爱惜自己的身体；三是身体素质较差，不能耐受药物的；四是好逸恶劳，缺乏必要的锻炼。”

郭玉的“四难”也是当今社会的医生们面临的“四难”，现在的医学模式是“生物－心理－社会”医学模式，并不仅仅是对疾病的治疗，有时要考虑环境因素、患者的心理因素等。郭玉是第一个观察到患者心理因素会影响治疗效果的医家，他提出来的“医者意也”“医者四难”对后世医家产生了深远的影响。

10. 橘井泉香

苏耽橘井，董奉杏林。汉宣续令，夏禹惜阴。

——明·萧良有《龙文鞭影》

陕西彬州地区历史悠久，人杰地灵，至今仍保存有苏仙观、飞升石、鹿洞、橘井等千年名胜古迹，而这些古迹都与一个流传久远的传说有关。

西汉文帝年间，有一个叫作苏耽的放牛娃，他生来聪慧，乐于助人，并且极为孝顺。苏耽从小便没了父亲，跟随母亲一起生活，母子二人相依为命，衣食简朴，但也母慈子孝，其乐融融。有一日苏耽在山间放牛，遇到了一位老人，老人传授给他一些医术，苏耽潜心学习，用心地掌握用药之法。后来乡邻有病，苏耽都会施以援手并且不取分文。渐渐地苏耽的事情被传到仙界，仙人被苏耽的医德和孝心所感动，于是便派成群的仙鹤将苏耽接到天上。

苏耽临行之际，担心母亲的生计，于是便告知她的母亲在家中屋檐下栽种一棵橘子树，在庭院中打一口井。平日可卖橘子以供日常开支，洗衣做饭则可以从庭院中的井中取水。明年会有一场瘟疫，到时候可用井水和橘叶救人，说罢便消失不见。苏母按照苏耽说的话依法照做，在屋檐下移种了一棵橘树。果如苏耽所言，一年之后，彬州地区发生了一场瘟疫，瘟疫肆虐造成了大量的百姓伤亡，百姓们无能为力，只能眼睁睁看着亲人们一个个离去，一时间家家户户闭门塞户。苏母看到这些惨状，虽有心施救但却无可奈何。有一晚，苏耽给苏母托梦，梦中恳切地说："母亲，您还记得我当初离开的时候让您栽种的橘子树，凿的深井吗？明天您起来之后，给患病的人舀一瓢井水，再给病人一片橘树的叶子，病人就可以好转！"苏母醒来之后依照梦中苏耽的提示，给患病的人饮用井水，食用橘叶，果然患了疫病的人很快就好了。消息很快在百姓中传开，一时之间到苏家求"药"的人络绎不绝，最后终于治好了瘟疫。人们为了感谢苏耽和他的母亲，便口口相传苏耽和母亲以井水和橘叶救人的故事，久而久之苏耽学医的山被称之为苏仙岭、苏耽家院子里的橘树和井起名为"橘井"，这便是"橘井泉香”的来历。明朝的儿童启蒙读物《龙文鞭影》将苏耽的故事记录下来，激励儿童学习苏耽高尚的道德。

后世医家都以苏耽治病救人不求回报的医德为榜样，将“橘井泉香”作为毕生行医救人的志向。

11.“不务正业”的公务员

余宗族素多，向余二百。建安纪年以来，犹未十稔，其死亡者，三分有二，伤寒十居其七。感往昔之沦丧，伤横夭之莫救，乃勤求古训，博采众方，撰用《素问》《九卷》《八十一难》《阴阳大论》《胎胪药录》，并平脉辨证，为《伤寒杂病论》合十六卷，虽未能尽愈诸病，庶可以见病知源，若能寻余所集，思过半矣。

——东汉·张仲景《伤寒杂病论》

中医学有着几千年的传承，不但为中华民族的繁衍生息做出了巨大的贡献，也为世界贡献了中国力量、中国智慧。邻近我国的日本、韩国，有汉方医学和大韩医学，但无论是汉方医学抑或大韩医学，它们的学术之根系仍然属于中医学。以日本汉方医学为例，汉方医学在日本具有极为深厚的群众基础和庞大的市场体系，汉方医学从 1967 年进入日本健康保险用药名单，现今开发药物共 148 种。日本之汉方医学何时从我国传出，他们又为何称之为“汉方”医学呢？接下来，我们将目光锁定一千多年前，去探索那段被尘封的历史。

公元161年，时东汉桓帝在位。连年的征伐、高额的税收使百姓流离失所，朝不保夕。福无双至，祸不单行，不知从何时开始，瘟疫开始蔓延，一时间尸横遍野，遍地缟素。一个十岁许的少年，熟练地帮大人收殓族人的尸首，望着一个个离去的亲人，一张张熟悉的脸变得冰冷，少年的眼睛里饱含泪水。"无情的病魔，我张机一定要向你宣战！"少年紧紧地握住了拳头。少年张仲景（张机，字仲景）从此后便留心收集方药，搜罗各种医书，如饥似渴地阅读。后来听闻同乡有一名叫张伯祖的医生医术精湛，于是便携礼拜访。张伯祖被张仲景身世所感染，又被其好学的精神所打动，于是收他为徒，将自己的医术都传授给了他。少年张仲景一边学医，一边学文。学医是自己的梦想和追求，但在封建社会，学而优则仕，走上仕途是父亲最大的期许。一面是父亲的殷切希望，一面是"誓救含灵之苦"的大愿力，张仲景会如何选择呢？

寒来暑往，十几年后，昔日少年张仲景已长大成人，虽容貌有改，但其治病救人的心愿非但没有消减，反而越发激烈。学医的过程中，医路坎坷，张仲景一边从大量的医籍中汲取营养，一边以所学理法方药治疗疾病，很快他成了方圆数十里有名的医生。与此同时，由于张仲景德才兼备，清廉守正，于是被州郡推举为"孝廉"（一种特殊的选官制度，即由基层向朝廷举荐具有良好操行的世家子弟或平民为官），官至长沙太守。

一边是千头万绪的琐杂政事，一边是亟待救治的病人。张仲景任职以后的政绩如何已无从知晓，不过以他时刻以人为本的性格特点，他也一定会尽心尽力为民办事。在封建社会，不曲意逢迎上级，做出大量被上级注意的政绩又如何能获得升迁呢？作为一名医生，他费尽心力为人诊治，从不因为病人身份地位的贫富贱贵而区别对待。作为一名“公务员”，他仿佛并无意长期濡染仕途，以博得锦绣前程。他深深地知道，人的一生实在短暂，他要把时间和精力放在更重要的事情上，于是他在任期间，仍然废寝忘食、孜孜不倦地攻读医书、实践救人。最终《伤寒杂病论》的成书充实完善了中医药体系，极大推动了中医学的发展。

如果以汉朝的为官手册来对张仲景的行为进行判断，他无疑是一个“不务正业”的“公务员”，风雨飘摇的大汉帝国少一名官员无碍大局，但中医届一颗璀璨的巨星已悄然升起，张仲景以其影响千年的仁心医术在世界医学史上画上浓墨重彩的一笔，其学术思想、遗方用药至今仍深远影响着中医学在全世界的传播。

12. 最早的门诊——堂

汉时长沙大疫，治法杂出，太守张仲景作《伤寒论》《金匮方》行世，全活无数。

——清·吕肃高《长沙府志》

在等级制度森严的封建社会，为官者能深入群众，广泛听取人民群众的意见已属难得。但张仲景并不愿囿于官邸，他经常主动去民间调研，在调研的过程中他发现，百姓看病难的问题非常突出。灾荒之年，百姓原本就无多少积蓄，若再不幸生病求医，部分医家便挟技起价，要价甚高。有些庸医医术不精（按寸不及尺，握手不及足），非但不能治疗好疾病，反而因为失治和误治导致病人病情严重。张仲景看罢痛心疾首，该如何为病人解除切肤之痛呢？于是他灵机一动想了个办法，这个办法便是堂后坐诊，即在办公室的后面放置桌椅板凳，专门为病人诊治，有些患急症的病人夜半求诊，张仲景甚至直接在家中为病人切脉诊病。后来为了方便患者就诊，干脆把诊桌放在公堂之上，并拟了一份告示。告示贴在了城中最显眼的地方，上面大概写着："逢初一十五，不问政事，病家可至官府求诊，太守大人亲自诊病。"消息一出便在当地炸了锅，太守大人竟然要在公堂之上屈尊降贵，躬身为我们诊病？于是人们满腹狐疑地等待着初一的到来。

到了初一这天早晨，长沙太守府府邸一开，在门外守护多时的病家便鱼贯而入。太守大人正坐中堂，逐一为病家诊脉，悉心诊察患者的疾病，认真地开具处方并详细交代服药注意事项。自此每逢初一十五，百姓们便井然有序地排在大堂之外，逐一进堂求诊，有些远的甚则带着铺盖干粮前来，张仲景不论病人远近、贫富，都一律认真看待，老百姓无不感恩戴德。

后世医家学习张仲景诊病的模式，大开医门诊治病人。后人为了纪念张仲景，便将医生称呼为“坐堂郎中”。

13. 好吃不过饺子

今之馄饨，形如偃月，天下之通食也。

——三国·张揖《广雅》

至今在北方都流传着一个风俗——“冬至不吃饺子冻耳朵”，人们在冬至日这天大快朵颐，品尝着美味的羊肉馅饺子，古人将养生之道与饮食文化有机结合，这才形成了形形色色的中华美食。那么人们是怎么想到把羊肉或其他馅料包在面皮之中呢？如此美味的饺子，又是何人发明的呢？

饺子的最早记载虽在《广雅》中，但在东汉末年即已经有了。相传，在张仲景晚年将退休之时，他仍挂念着百姓。有一年寒冬，寒风凛冽，大雪纷飞，街上穷人却无棉衣蔽体，无炭火取暖，很多人耳朵都生了冻疮。张仲景看到这情景极为痛心，于是一一为患者诊治，但无奈耳朵患冻疮的人实在太多了，有没有什么办法可以在短时间内救助更多的冻耳患者呢？后来他想到了一个很好的办法，这个办法就是将一些羊肉和一些香料（厨房常用的香料很多都是中药，如茴香、肉桂等）和面一起做成面食，因为做好的面食特别像耳朵，张仲景便称其为“祛寒娇耳汤”。张仲景让徒弟在户外空旷的地方支起炉灶，煮了大量的“娇耳”供患者食用。

自此以后，患有冻疮的人到张仲景处求诊，都会获得两个“娇耳”，食完浑身火热，很快冻疮就好了。冬至吃“娇耳”的习俗自此便流传下来了，渐渐地又被称为“饺子”，有了各种各样的花样和馅料，被端上了千家万户的餐桌。

事实上，饺子的来源与张仲景挂钩，这只是民间对张仲景一种怀念的方式，是对他高尚医德的追崇。从这个故事看，用药食同源的中药来治病也是一种很好的方式，同时老百姓也乐于接受，如张仲景所创设的“当归生姜羊肉汤”，只有羊肉、生姜、当归三味。其中，当归是中医常用的补血药，性质偏温，有活血、养血、补血的功效；生姜温中散寒，发汗解表；羊肉性温热，温中补虚。三者配合，有温中补血、祛寒止痛之功效，主治产妇产后腹痛、烦满不得卧等病症，也适用于气血虚弱之人。

14. 药不二价

韩康字伯休，京兆霸陵人也。常游名山采药，卖于长安市中，口不二价者三十余年。时有女子买药于康，康守价，乃曰：“公是韩伯休邪？乃不二价乎？”康叹曰：“我欲避名，今区区女子皆知有我，何用药为？”遂遁入霸陵山中。

——南朝宋·范晔《后汉书·逸民·韩康传》

韩康，字伯休，是东汉桓帝时期的名士，他具有很高的才能，深受朝廷的重视，朝廷数次派人去请韩康出仕，但他却并不醉心于仕途，仅想归隐于田野。他常常游历名山大川，在游历过程中有时会遇到一些奇珍异草，于是便精心采集，经过炮制之后在各地集市上叫卖。

韩康卖药并不求财，而是将名山中的好药经过悉心制备之后出售给患病的人们，所有出售的药物都是他亲自挑选，而且经过极为精细的炮制，因此效果特别好。疗效好，自然客似云来。许多患者前来购买药物，免不得总与韩康讨价还价，但韩康认为本草原本禀受天地之精华，又经过自己采集、炮制等过程，如果一旦降价出售，则患者可能会轻贱药物而不知珍惜，所以他坚持不讲价。如此一来，众人都知道韩康卖药，绝不二价，就连很多不认识他的人，也多少听过他的故事。

有一次，韩康游历到某地，在当地集市上出售药材。一个妇人来到韩康的摊位前挑选药物，购买之前希望与韩康讲价，但是韩康始终未有退让。妇人并不认识韩康，但看卖药之摊主如此坚持，不免狐疑地问道：“你难道是韩伯休吗？价格怎么一点退让的余地都没有？”韩康不禁感叹：“我原本只想做一个隐士，并不希望有太大的名声，但如今却妇孺皆知，何必还用卖药来隐藏自己的身份呢！”说罢，就到霸陵山中归隐了。

这件事情终究还是被朝廷知晓了，朝廷得知此事，一连几次派人进山寻访，征召韩康出来做官，韩康怎么也不肯答应。后来，汉桓帝亲自准备了一份厚礼，派人先是修缮了韩康所在地的道路，然后派出车队去聘请他。当使者带着圣旨来到山中草庐时，韩康身不由己，假装答应出山。但是他有一个条件，就是坚决不乘官车。他驾着一辆破牛车，天不亮就先于使者起程。到了一个驿亭，正逢亭长因奉命为朝廷命官韩康修路架桥，向民间征召壮丁牲口。亭长见韩康衣着朴素，驾牛车而来，以为他是附近乡民，便命手下抢他的牛。韩康也不动声色，卸车缴牛。一会儿，使者大车接踵而至，才知道老头就是韩康，亭长吓得面如土色。使者请示韩康，要斩杀亭长。韩康淡然道："牛是我自己交给他的，亭长有什么罪过呢？"使者方才作罢，放了亭长。韩康在进京途中乘机逃跑（进入深山老林），得高寿无疾而终。

后世流传"药不二价"即是指韩康卖药的事迹，韩康坚守药材质量，并不以药品作获利的工具，因此留下了较高的声誉。除此之外，他不汲汲于富贵、不戚戚于贫贱的情操也为后世所称道。

15. 薏苡明珠

初，援在交阯，常饵薏苡实，用能轻身省欲，以胜瘴气。南方薏苡实大，援欲以为种，军还，载之一车。时人以为南土珍怪，权贵皆望之。援时方有宠，故莫以闻。及卒后，有上书谮之者，以为前所载还，皆明珠文犀。马武与于陵侯侯昱等皆以章言其状，帝益怒。

——南朝宋·范晔《后汉书》

伏波将军马援，字文渊，扶风郡茂陵县人，他是西汉末年至东汉初年的将领，为东汉统一立下了赫赫战功。东汉建立后，马援仍领兵征战，西破陇羌，南征交阯，北击乌桓，累官至伏波将军，封新息侯，世称“马伏波”。其老当益壮、马革裹尸的气概，受到后人的崇敬。马援的一生颇具传奇色彩，其军功赫赫，位极人臣，备受恩宠，但身故后却因被人诬告，而被收回印绶，不能不令人扼腕。那么马援是怎么被诬陷的呢？和中医药又有什么关系呢？

据《后汉书》记载，伏波将军在交阯（今越南北部红河流域）打仗时，常吃薏米，因薏米能除瘴气，久服能轻身省欲。南方地区气候潮湿，因此湿气、瘴气偏多，而薏米即薏苡仁，是中药学中药食同源之植物，具有健脾除湿治痹的作用，久服对身体有益。战争结束之后，马援欲班师回朝，回朝前，他命士兵多收集薏米准备带回京师。原来，薏米原本并非南方独有的特产，但南方所产果实大，马援想作为种子带回北方引种。回朝之后，部分朝中官员看到马援带回大量辎重，以为这是南方土产的奇珍异物，便以讹传讹，私下说马援从南方贪污了大量的珍宝。三人成虎，与马援不和的人知晓了这个消息，更是想以此大做文章。但马援军功正盛，又蒙皇帝宠信，因此也就没人敢上奏朝廷。

墙倒众人推，待马援死后，朝中就有人上书诬告，说马援以前从南方运回来很多明珠，而且有官员出来信誓旦旦地发誓，说马援带回的珍珠个头大，是少有的稀世珍宝。起初皇帝并不以为然，因为马援的为人他是知晓的，但掩袖工谗的人越来越多，皇帝由怀疑到深信不疑，最后更是大为震怒。马援的妻子听说皇帝盛怒，欲追究马援将军贪污之事，心中疑惑又感到惶恐不安。于是他们并不敢把马援灵柩运回故乡安葬，而是买了城西的几亩地草草埋葬了事，亲朋故旧也不敢去吊唁。一代名将生前何等荣耀，死后却青山埋骨，籍籍无名。待安顿完马援的后事，马援的妻子便到朝廷请罪，虽然她一个妇人家对于朝堂的事情并不熟悉，但是与其坐以待毙，不如亲自向皇帝问明原委。面对皇帝的诘问，马援的妻子这才知道所有的事情，于是她将马援在交阯服用薏苡仁，后来将薏苡仁运回京师引种一事悉数告知皇帝。皇帝这才知道马援受了诬告。

薏苡仁被当成了明珠，这是何等冤屈。后人因此将"薏苡明珠"或"薏苡之谤"比作忠良受到陷害，与后世"莫须有"的释义大致一样。白居易也曾写有"薏苡谗忧马伏波"的诗句，屡遭贬谪的苏东坡亦有"巧语屡曾遭薏苡，廋词聊复托芎䓖"。而薏苡仁也因此被更多人熟知，因为营养丰富、功效众多，也被称为药中"明珠"。

三

三国时期

1. 刮骨疗毒

羽便伸臂令医劈之。时羽适请诸将饮食相对，臂血流离，盈于盘器，而羽割炙引酒，言笑自若。

——西晋·陈寿《三国志》

《三国演义》中第七十五回记载了这样一个情节，关羽在攻打樊城时被曹仁麾下弓弩手所伤，右臂中箭，从马背上坠落下来。因为箭镞上涂有毒药，只一会儿关羽便手臂青肿。攻打樊城对于征讨曹操、光复汉室意义重大，事关战局，关羽不愿退至荆州休养。众人见劝不下他，只得在营寨附近广寻良医。

有一天，一个手臂上挂着青色包袱的人求见，来人自称姓华名佗，字元化，因为听说义薄云天的关云长身受箭伤，于是不畏路途遥远前来为关羽诊治。华佗来时，关羽正与人下棋，听说闻名天下的华佗来为自己诊治，自然是感激之情溢于言表。华佗查看了关羽臂上的伤势，关切地对关羽说："您所受的箭伤原本无碍，但是因为对方在箭头上涂了乌头之毒，所以伤势较为严重，需要马上治疗，否则后果不堪设想。"关羽问道："那该怎么治疗呢？"华佗便说需要关羽将手臂插在一个圆环里边，然后用绳子系住（类似于向心端包扎），再用布将头裹住，之后把皮肤划开，用刀把毒刮出来即可。关羽问为何需要用布包头、用铁环固定手臂，华佗说因为怕清理伤口时疼痛躁动。豪气万丈的关羽并未采纳华佗的建议，没有蒙头、固定手臂，仅将受伤的手臂放在一边，继续与人下棋，并且喝酒、吃肉、交谈，仿佛没事人似的。华佗以利刃剖开关羽的伤口，然后把骨头上的毒素刮掉，整个过程关羽并未喊痛，甚则眉毛都没有皱一下。

华佗为关羽刮骨疗毒的故事真实性已无从可考，也许是小说家为了凸显关羽之勇、华佗医术之精而精心设计的桥段，但这个故事可以从侧面反映出华佗的医疗活动事迹在三国时期广为流传。刮骨疗毒如今是一个成语，其意思是指彻底治疗，从根本上解决问题。

2. 最早的麻醉药

华佗精于方药，处剂不过数种，心识分铢，不假称量，针灸不过数处，若疾发结于内，针灸所不能及者，乃令先以酒服麻沸散，既醉无所觉，因刳破腹背，抽割聚积，若在肠胃，则断截湔洗，除去疾秽，既而缝合，傅以神膏，四五日创愈，一月之间皆平复。

——南朝宋·范晔《后汉书·华佗传》

华佗，字元化，三国时期沛国人，与董奉、张仲景并称“建安三名医”。范晔在《后汉书》中记载华佗研制出一种特殊的麻醉药品“麻沸散”，服用之后患者便进入无痛麻醉状态，之后华佗通过外科手术治疗外科疾病，操作过程中患者并不感觉疼痛。完成手术后缝合伤口，华佗在患者的伤口处敷上药膏，几日内便可痊愈。麻沸散的发明解决了外科手术的难题。据记载，麻沸散比现代麻醉药品早了一千多年，华佗因此被称为“外科之祖”。那么“麻沸散”是怎么来的呢？

传闻华佗在少年时期便醉心于医学，潜心研究各家学说，后来以此治病多有效果，但有一些外科疾病连他也觉得无可奈何，原因在于大多数人都畏惧疼痛，就连针刺和艾灸的疼痛都难以忍受，何况是开膛破肚呢？而患者如果太过疼痛则产生反抗，不利于医生操作，也使得手术难度增加。最为重要的是，患者一听说需要刀斧开膛，已经极度恐惧，哪里还会同意医生为自己治疗呢？于是华佗在为病人诊疗的过程中便注意搜集药方，并且深入研究，希望可以解决这一难题。

机会终于来了，有一次华佗外出救人，这一次的患者症状很奇特，主要症状是意识丧失，昏不知人。华佗细心地诊脉，发现脉象并无异常，除此之外神态和额头体温都正常。华佗便犯了难，不知道应该诊为何病，正思忖间患者竟然自行醒来。华佗忙问患者为何患病，患者说平时并没有什么不舒服，因为刚刚误食了一种花才昏厥过去。华佗让病者带他去找到了这种花，然后细细观看了一番便带回家去研究。

华佗将带回的花细细研究，发现这种花有一种特殊的效用，食用之后会意识昏迷。起初药量不容易控制，但是经过华佗长时间的试验，终于将药物最合适的配比研制出来，这就是麻沸散。麻沸散一经问世，便被华佗用来造福广大患者。当时的人们都以华佗治病效果极佳，有如神助，因此便称之为“神医华佗”。

华佗生于战火纷乱的东汉末年，因其极为卓越的医术而名留史册，关于他的故事和传说还有很多，但无论在哪个故事里，他都是一个关爱患者、医术绝伦的神医。华佗，除了是“外科鼻祖”，还创造了五禽戏，即通过模仿动物的形态而发明的一套养生保健体操，习练者可达到外练经络、内养脏腑的目的，华佗将五禽戏传给了他的弟子吴普，据传吴普由于勤习五禽戏，最终活到了九十岁。

当今医学发展，麻沸散早已无用武之地，但其植物麻醉剂的研制思路，对医学科研有较大的启发作用。

3. 杏林春暖

燮尝病死，已三日，仙人董奉以一丸药与服，以水含之，捧其头摇（捎）之，食顷，即开目动手，颜色渐复，半日能起坐，四日复能语，遂复常。

——西晋·陈寿《三国志》

《三国志》记载了这么一个故事，交州刺史士燮生病去世已经过了三日，董奉遇到后喂给他一粒药丸，不一会儿，患者就睁开了眼睛，又过了半天可以坐起来，四天后竟然恢复得像没事儿人一样。董奉以丸药治疗了患者的疾病，患者“起死回生”，而人们并不知道内情，如果是凡人怎么能将死人救活呢？于是便以仙人称之。中医人都以“杏林中人”自居，本书亦以“杏林医事”为名，以“杏林”指代中医的来历便与董奉相关。

董奉，字君异，侯官（今福建长乐）人，与张仲景、华佗齐名。董奉年少时就研究医学，医术高明，但是更值得称颂的却是他的仁心。传闻董奉医德高尚，治愈病人众多，被治愈的病家往往感激涕零，许以重酬，但董奉却拒不接纳。三百六十行，行行都为养家糊口，为何董奉却并不接纳患者的酬金呢？这便是苍生大医的高尚医德。董奉生活的年代百姓并不宽裕，在战火中能存活下来已属不易，又因为天灾，时常导致颗粒无收，董奉对百姓的困苦感同身受，因此治好病人后，断然拒绝酬金。可是董奉对患者有再生之德，老百姓的感情又非常真挚，中国人自古便是“滴水之恩，涌泉相报”，何况是对救命恩人，于是便多次将礼金送给董奉。董奉推托不过，就立下了一条规矩。凡病人痊愈之后，无须当面向他致谢，轻病治愈的仅需要在山下种植一棵杏树，重病治愈的人栽种五棵。如此数年过去，山下已蔚然成林。杏花开时，漫山遍野到处飘香，极为壮观。杏子成熟之后，如果有人前来买杏子，仅需按粮食市价将粮食放置在杏林旁边的仓库便可，家贫无米下锅的人家，可在仓库中径自带走所需要的粮食。

庐山脚下杏林至今仍在，沧海桑田，当年的杏树恐怕已无留存。但董奉的医名医事至今仍给后人极其丰厚的精神补给，中医人以董奉“杏林春暖”的典故激励自己，后世也以“誉满杏林”形容医术高超、医德高尚的医生。

4. 吴普的长寿之谜

佗语普曰：“人体欲得劳动，但不当使极尔。动摇则谷气得消，血脉流通，病不得生，譬犹户枢不朽是也。是以古之仙者为导引之事，熊颈鸱顾，引挽腰体，动诸关节，以求难老。吾有一术，名五禽之戏，一曰虎，二曰鹿，三曰熊，四曰猿，五曰鸟，亦以除疾，并利蹄足，以当导引。体中不快，起作一禽之戏，沾濡汗出，因上著粉，身体轻便，腹中欲食。”普施行之，年九十余，耳目聪明，齿牙完坚。

——南朝宋·范晔《后汉书·华佗传》

三国时期的吴普是华佗的弟子之一，华佗将五禽戏之法传授于他。据传，吴普每日练习五禽戏，最后活了九十多岁，这在一千多年前的三国时期，已是很高寿了。吴普除了将五禽戏发扬光大之外，还著有《吴普本草》一书，该书记载了四百余种中药，对后世本草影响颇为深远。

古人通过观察动物的起居作息，发明了导引的方法。1973 年在长沙汉墓马王堆出土的帛画，是现存世界上最早的导引图谱。古人认为“导”指“导气”，导气令和；“引”指“引体”，引体令柔。通过考古发现，在汉朝，导引已经成为一种常见的养生方法，而这个方法最早可以追溯到春秋战国时期。春秋时期的哲学家、思想家庄子提倡“熊经鸟伸”的二禽戏。到了三国时期，华佗又模仿虎、鹿、猿三种动物的动作，将二禽戏丰富为五禽戏。时间并没有将这一绝技掩盖，经过历代相传，五禽戏传承至今。2006 年，华佗五禽戏被安徽省人民政府批准为省级非物质文化遗产项目，2011 年又被国务院命名为第三批国家级非物质文化遗产项目。

华佗将五禽之法尽数传给吴普，吴普到九十多岁都耳聪目明，牙齿坚固。中医认为肝主筋并开窍于目，肾主骨并开窍于耳及二阴。吴普通过习练五禽戏，使脏腑精气，尤其是肝肾之精气充满，经络之气和畅，因此得以长生而不衰。

古人提倡天人合一，人与自然界的万事万物都是有联系的。通过观察动物嬉戏，而发明出导引养生之术，这是最古朴的生活智慧。在现代，人们工作劳累，形气不和，很多人处于亚健康状态。在工作之余，不妨用几分钟的时间习练一下五禽戏，一套动作下来身体微微发汗，极为舒畅。

四

魏晋南北朝时期

1. 诺贝尔奖背后的中国智慧

闻说神仙晋葛洪，炼丹曾此占云峰。

庭前废井今犹在，不见长松见短松。

——唐·李白《炼丹井》

葛洪，东晋医学家、道教理论学家、炼丹家。早年入伍，后避世，隐居在罗浮山修炼丹药。葛洪一生颇有著述，其中广为熟知的有《肘后备急方》《抱朴子》等。葛洪对人体的生理病理、养生之法皆有论述，千年前的古朴智慧至今仍深深影响着我们。

2015 年 10 月 5 日，一个值得被每一个中医人铭记的日子。瑞典卡罗琳医学院气氛庄严，被世界瞩目的 2015 年诺贝尔生理学或医学奖即将颁发。当主办方念出屠呦呦的名字之时，一个精神矍铄的科学家向舞台正中央走去，缓缓接过奖杯，之后全世界为之沸腾。这是中国科学家因为在中国本土进行的科学研究而首次获诺贝尔科学奖，是中国医学界迄今为止获得的最高奖项。获奖者屠呦呦，是中国女药学家、中国中医科学院中药研究所首席研究员，获奖理由是她发现并成功提取青蒿素，攻克了疟疾治疗的世界性难题。

疟疾，自古便是影响人类生命健康的极大杀手，中国人民自古便有与之斗争的丰富经验。早在东晋时期，葛洪便在《肘后备急方》中记载："青蒿一握，以水二升渍，绞取汁，尽服之。"千年前的中医书中竟然记载了对抗疟疾的良药，屠呦呦从黄花蒿入手，开始进行大量细致深入的实验研究，最终成功提取出青蒿素，将疟原虫的抑制率极大提高。2021 年 6 月 30 日，世界卫生组织宣布中国获得无疟疾认证。

葛洪被视为中国最早提出预防医学概念的医学家，同时因为他在炼丹过程中的成就，被看作是世界上早期的化学家。

小小的一本书中，竟然蕴藏着莫大的中国智慧，中医药真不愧是伟大的宝库。让我们透过历史烟云，重新审视《肘后备急方》，会发现葛洪对人类的贡献远不止于此。《肘后备急方》被认为是中国最早的袖珍急救手册，里边所记载的方法都是简单有效、行之方便的急救方法，并无高深的医学理论，因此适用于普通百姓。如通过指甲掐人中的方法治疗昏厥；以艾灸法治疗恶犬咬伤，而且明确记载需灸百日方可无忧，与现代医学认为的狂犬病潜伏期时长类似；以竹板固定治疗骨折；天花的记载等。青蒿素的发现，提示我们应当大力挖掘这些散佚在历史文献中的中医药遗珠。

2. 中国最早的女灸学家

为觅丹砂到海滨，空山废井已生尘。

不将一滴苏焦槁，神艾虚传解活人。

——南宋·方信孺《鲍姑井》

针灸之术自古便是中医治疗疾病的重要手段之一。针，为针刺，古称砭石之法；灸，则为艾灸，即在穴位上放置点燃的艾炷，使其药力传入人体，以达到治病的目的。我国古代善于用灸法治疗疾病的名家众多，而其中一位女医师更是善用灸法的佼佼者，她便是鲍姑，中国最早的女灸学家。

据《永乐大典》《云笈七签》等记载，鲍姑之父鲍靓为南海太守，受父亲的影响，她自小便喜欢看文学和医学类的书籍。鲍靓对于道家学说深有研究，在任期间因“道家之学”结识了葛洪。葛洪因为好学，性格沉稳且有高尚的医德，因此深得鲍靓的青睐，鲍靓有意促成这段姻缘，于是介绍鲍姑、葛洪二人相识。葛洪与鲍姑在医学方面志趣相投，便顺其自然地走到了一起。婚后夫妇二人在罗浮山下治病救人，一时传为美谈。鲍姑善于灸法，虽未有医书流传于世，但在《肘后备急方》中不难发现灸法治疗记载较多，相信与善于艾灸的鲍姑有关。关于鲍姑的记载，以下有两个美丽的传说故事。

一天，鲍姑在行医途中遇到一个河边顾影自怜的女子，女子身姿婀娜、体态盈美，但是却面露悲伤，不时哭泣。鲍姑心善，于是就上前去探问究竟，原来这个女子虽值妙龄，却因为脸上有赘瘤而始终未能许配人家，姑娘在河边洗涤，因看到倒影中的自己，回想自己的经历，不免悲从中来。鲍姑问清缘由后，也不免对少女心生同情。她轻声安抚少女，告诉其有可治之法。言罢，从随身携带的药囊中取出一些艾草，用手指轻轻一搓，便做成了一个艾炷。鲍姑将艾炷放置在少女的赘瘤上，之后用火点燃，接下来，神奇的一幕出现了，仅艾灸一炷，少女的赘瘤竟然就脱掉了。少女难以置信，用手一摸脸上原本生了赘瘤的地方，哪里还有半点痕迹，甚则那一块皮肤都比其他皮肤更为娇嫩，少女喜不自胜，对着鲍姑千恩万谢方才离去。之后鲍姑的医名便为众人熟知，鲍姑给少女艾灸所用的罗浮山红脚艾，也成为难求之物，百姓皆在端午前后采来以辟秽驱邪。

更有传说鲍姑去世之后变成为仙人，在唐朝时化身为乞讨老太出没于市井，因为打破了路人的酒瓮遭受殴打，恰在这时有书生崔炜路过，将自己身上的名贵衣服抵于路人方才作罢。老太对书生说：“感谢你救了我，我身贫无以为报，但家传有艾灸治疗赘疣的绝技，你若不嫌弃，我可以传授于你。”崔炜原本只为救人，并不图报，但因老太真诚恳切，于是便以师之礼对待老太，老太将艾灸之妙法全部教授给崔炜，之后便消失了。后来崔炜用艾灸的方法治好了很多难以治疗的疾病，才知道老太绝非凡人，从老太所授的越岗山艾，乃推断出她是鲍姑所化。

鲍姑，我国最早的女灸学家，擅长用艾灸治疗疾病，她是我国女医学家的代表人物之一。封建社会，女医生原本已属少数，医术精湛、名留青史的更是寥寥无几。鲍姑凭借高尚的医德和妙手为人们除却了痛苦，老百姓为了纪念她，修建了很多祠堂。现在在岭南，仍有鲍姑祠、鲍姑井等遗迹供后人凭吊。

3. 山中宰相

余刃西屠横海鲲，应余诗谶是游魂。

归来趁别陶弘景，看挂衣冠神武门。

——北宋·苏轼《再送二首 其二》

南北朝时，句容茅山下的人们时常会在梦中被官家驿站的马嘶声吵醒。久而久之，人们不免心生狐疑官家为何经常出入于大山深处，难道这里边有甚高人隐士不成？久而久之，“山中有隐士，无官名宰相”的传言便流传开来，人们都知道在这茅山之上，住着一位“山中宰相”。

故事要从这之前的几十年前说起，在丹阳秣陵（今江苏南京）一带有一个奇怪的孩童，名叫陶弘景，他记忆力超群，且从小便展现出特殊的才华。别人还在埋头苦读四书五经的时候，他已经读遍经书，转而沉迷于方书和修炼之书。陶弘景以东晋葛洪为目标，希冀可以像他一样成为修炼有为的道家。于是他日夜研究葛洪所著的《神仙传》，并立下了养生修道的志向。

时间过得很快，十几年过去了，昔日沉迷于“课外书”的陶弘景是否仍然醉心于道教学术呢？通过《梁书》不难得到答案。陶弘景成人之后，身材高大，仪表出众。更重要的是，他读书甚多，涉猎极广，又擅长弹琴、下棋和书法。虽不到二十岁，他却已经声名远播，后来被封为诸王的陪读，而且还被授了官职。如果是一般人，有这样平步青云、飞黄腾达的机会已经是“寒窗十年”最为丰厚的回报了，以后只需伴在君王侧，便可保荣华富贵。但是陶弘景并不安于现状，他不主动与权贵结交，在空暇的时间也仅仅是偏安一隅看书写字。因为陶弘景知识广博，满腹经纶，久而久之朝廷的一些礼仪事务都会向他请教。难得的是，陶弘景并不沉溺于富贵，他儿时的志向并没有改变，只是他在等待机会告别朝堂。

永明十年（492年），陶弘景向皇帝上书请辞，皇帝无奈只得同意，之后送了陶弘景一些名贵的礼物，并且大设宴席为他送行。陶弘景离去的那天，送行的车马把道路堵得水泄不通，盛况空前。

陶弘景辞官以后便隐居在句容茅山，修身养性，治病救人，空暇之时便潜心研习道家学术和医学。可是虽然久离朝堂，但如果皇帝有一些拿不准的事项，或者有一些礼教方面的事宜，都会命人送去书信征求陶弘景的意见。这便有了开头“山中宰相”之典故。

陶弘景一生著述颇丰，他编著了《本草经集注》，开创了按玉石、草木、虫兽、果、菜、米食等分类记载的方法，对后世影响深远，唐代的《新修本草》及明代的《本草纲目》都是在这种分类方法的基础上加以创新编著而成。陶弘景一生不汲名利，不戚富贵，坚持自己的热爱，且勇于改进固有的本草学说，这样的精神值得后人尊重与敬佩。

4. 秋夫疗鬼

人中神庭风府始，舌缝承浆颊车班，少商大陵间使连，乳中阳陵泉有据，隐白行间不可差，十三穴是秋夫置。

——明·高武《针灸聚英》

尝夜有鬼呻吟，声甚凄怆，秋夫问何须，答言姓某，家在东阳，患腰痛死。虽为鬼痛犹难忍，请疗之。秋夫曰：“云何厝法？”鬼请为刍人，案孔穴针之，秋夫如言，为灸四处，又针肩井三处，设祭埋之。明日见一人谢恩，忽然不见。当世伏其通灵。

——唐·李延寿《南史》

古时医学的传承一般是师徒传承，或父子传承。父子传承的称为世医，《礼记·曲礼下》曰：“医不三世，不服其药。”意思是如果生病了找到的医生没有三代传承的医术，那么他的医术一定有限，不必服用他开的药方。此话或许有失偏颇，但中医学精深奥妙，如果没有名师的引导，恐怕很难学到真正的知识。所以在很长的一段历史时期中，“世医”备受王室的优待，侍奉皇帝的太医只能在“世医”子弟中挑选。南北朝时期，有一个世医家族人才辈出，六代人专于医术，尤擅针灸，这便是东海徐家。

《南史》中记载了这么一则故事，有一位道士路过徐熙的居所，向他讨水喝后留下《医经》，徐熙遂潜心学习医术，很快声名鹊起。但今天要讲的却与他的儿子徐秋夫有关，徐秋夫尽得他父亲真传，医术高超，在当时很有影响力。徐秋夫任射阳令期间，有一晚听到有人在哭泣，可是坐起来后房间又空无一人，刚一入睡又被吵醒，可是再细观看房间，还是没有人。如此两三次，他便折腾睡了。睡后不久，他做了一个奇怪的梦，梦中有个鬼哭声凄惨。徐秋夫问道：“你为什么哭泣？”鬼说：“我因为腰痛而病逝，现在虽然做了鬼，但还是疼得不能忍受，听说你医术很好，希望你救救我。”徐秋夫说：“人鬼殊途，即使我可以为你治疗，但你有魄无形，我又怎么给你针灸啊？”鬼说：“明天你准备一个草人，把草人当成我治疗就可以了。”徐秋夫醒后虽然觉得梦境奇怪，但仍准备了一个草人，按照梦中鬼的请求，在草人身上先灸，后又在肩井穴等部位扎了针，又摆了一些供品，祭祷之后就把草人埋了。第二天有个人来谢徐秋夫，说：“多谢你为我治病，我的腰痛病已经好了！”说完就没了踪影。时人因此都认为徐秋夫医术绝伦，可通鬼神。

在后世很多医家的著作中，都引用“秋夫疗鬼”的故事，如元代窦默在《标幽赋》中载：“秋夫针腰俞而鬼免沉疴。”《流注指微赋》云：“王纂针魅而立康，獭从被出；秋夫疗鬼而获效，魂免伤悲。”鬼神之说原本应是为凸显秋夫针术之精妙，秋夫疗鬼的故事为针灸增添了一丝神秘的色彩。经络及针灸治疗疾病的机制并未明确，有控制学说、神经学说、血管学说、电传导学说等，至今未有定论，有待进一步研究。

5. 文伯辨胎

宋徐文伯尝与宋少帝出乐游苑门，逢妇人有娠。帝亦善诊候，诊之曰：“是女也。”问文伯，伯曰：“一男一女，男在左边，青黑色，形小于女。”帝性急，令剖之。文伯恻然曰：“臣请针之，必落。”便针足太阴，补手阳明。胎应针而落，果效如言。

北宋·李昉《太平广记》

徐秋夫的儿子徐文伯也是南北朝时期著名的医学家，传闻他精于脉诊，也擅长使用针灸治疗疾病，从以下两个医案中可窥见徐文伯的精妙医术。

据《太平广记》载录，有一日宋后废帝刘昱从宫门出来，恰好遇到一个临产的妇女。废帝也善于诊病，一时技痒于是便给孕妇诊脉，诊完后说：“肚子里是个女孩。”但是刘昱知道徐文伯也精熟于脉诊，于是向徐文伯求证。徐文伯诊罢孕妇的脉后说：“她腹中有两个孩子，一男一女，男在左边，青黑色，形体小于女孩。”废帝听罢煞是诧异，性急之下甚则想将孕妇的腹部剖开探明虚实（竟然将人命视为儿戏，也难怪为宋后废帝了）。徐文伯听罢大惊，但又担心贸然拒绝会引发祸端，于是他灵机一动地说：“如果用了刀斧，恐怕会有变异，请让我给她扎上两针，胎儿立刻就会产下。”说罢，徐文伯便在孕妇的腿上的三阴交穴和手上的合谷穴上扎了两针，然后施以补泻手法。补泻完毕后，两个胎儿便顺利产下，与徐文伯所说分毫不差。

还有一则故事，宋明帝的一位宫女患了腰痛病，发作起来疼痛剧烈，甚则牵引到心脏区域疼痛，一发病就不省人事。许多医生都诊断是肉症（内积实证），徐文伯诊脉后说：“这是头发引起的疾病。”众人都不解。然后徐文伯命人给这宫女灌油催吐，之后她就吐出了有三尺长的条状异物。文伯把它悬挂在柱子上，等异物上的涎液落净，众人再看，果然是一根长长的头发，宫女的疾病从此痊愈。

从以上两则故事中我们不难发现，徐文伯完整继承了他父亲徐秋夫的医术，而且医德较其父不减，面对宋后废帝刘昱残暴之举能巧妙地化险为夷，保全了产妇三人的性命，针术更是精妙非常。

中医药的技术方法如针灸、导引等在当今临床上被广泛应用，因成本低廉、疗效突出，获得了国内外医疗行业的一致认可。国内许多医院将针灸的适应证扩大到内科、妇科、儿科等，如临床上面对难产的孕妇选用三阴交穴和合谷穴，可以促进子宫收缩，从而达到催产的效果，而这种方法的来源也许就与“文伯辨胎”的典故相关。

6. 药店飞龙——思念使人瘦

自从别郎后，卧宿头不举。

飞龙落药店，骨出只为汝。

——南朝宋《读曲歌》

歌以咏志，诗歌自问世以来便承载着人们丰厚的情感。在南朝时期有一首乐府诗歌，词意婉转，感情丰富，后来从这首诗歌中延伸出了一个与中医相关的成语——药店飞龙。

这是一首以妇人的口吻写给自己远去丈夫的诗歌，她的丈夫可能因为征伐流离在外，也可能是为了家庭外出经商，总之他一去便久无音讯。古时车马慢，不如现代随时随地都可以保持联系，只能依托鸿雁传书以解相思之情，可是妇人也不知道丈夫在何方，只有久久望着窗外思念着她的丈夫，然后半哀半怨地叹道：“自从你走了之后，我便少了依靠，久思成病，人变得就好像药店里的龙骨一样瘦，这一切都是为了你啊！”这是多么真挚的感情！

自此以后，“药店飞龙”便代指瘦骨嶙峋。可怜的妇人因为相思而成疾，在中医理论中，人如果忧思过度会影响脾胃之气，久而久之便吃不下饭，这也是俗称的“相思病”。人体肌肉要靠脾胃消化食物之后才能提供营养，如果脾胃长期运行不佳，又怎么会不消瘦呢?

7. 久病成良医，书淫皇甫谧

富贵来何晚，穷愁固有余。
病多皇甫谧，贫甚马相如。
思乱诗魂散，忧深酒兴疏。
此心无可奈，徒尔重欷歔。
——北宋·彭汝砺《病中》

魏晋南北朝时期，政权频繁更迭，你方唱罢我登场，与备受苦难的百姓不同，文人名士依然保持风流，或放浪形骸，或饮酒作乐。在这群名士之中，有一个人却是个另类，他一生好读不倦，对于史学、医学都有很深的研究，他便是皇甫谧，魏晋时期著书最多的名士。因为他酷爱读书，甚至因为读书太过刻苦而导致重病，然则重病之时仍手不释卷，人送外号“书淫”。

皇甫谧的一生充满了传奇色彩，“名门之后”“纨绔子弟”“魏晋著书首富”“针灸鼻祖”“好书成痴”“久病成医”“自学成才”，这些看似毫无关联的标签却都属于他，或者说曾经属于他，接下来让我们翻开史书，去探寻真实的皇甫谧吧。

皇甫谧出身于东汉末年的名门世族，他的曾祖父是东汉名将皇甫嵩，祖父做过霸陵令。到皇甫谧的父亲皇甫叔侯这一代，家道中落，皇甫叔侯只被推举为孝廉，没能步入仕途。后来在皇甫谧很小的时候，因为母亲的离世，便被父亲过继给叔父，希望让他在一个充满爱的环境中长大。叔父、叔母对皇甫谧视如己出，在他十五岁时，为了避乱，叔父便带着他迁徙到新安。

少年时的皇甫谧颇为顽劣，据《晋书》记载："(皇甫谧)年二十不好学，游荡无度。"细数历代名医，无不从小便有青云之志，发愿为百姓解除痛苦，少时便钻研医学，至年长方成名医。然皇甫谧，已经二十岁了，还是顽劣不堪。

故事的转折从他二十岁那年开始。二十岁以前，他与年纪相仿的乡邻喜欢玩练兵打仗的游戏，他们自己制备了一些粗略的武器，像模像样地操练为乐，村人皆以为他们痴傻，难成大器。这一切都被皇甫谧的叔父和叔母看在眼里。时逢乱世，他们从兄长那里接过皇甫谧，从开始抚养他的那一刻起，夫妻二人便尽己所能给了皇甫谧一个祥和的家庭环境，他们的初衷当然希望皇甫谧自由自在地成长，可是任他信马由缰地玩闹，又如何对得起兄长的嘱托呢？夫妻二人很为皇甫谧的未来担忧。有一天，皇甫谧从外边摘得一些瓜果，于是他赶紧把这些瓜果带回家中送给叔母，希望能讨得叔母的欢心，哪知叔母不但没有像皇甫谧想的那么开心，反而还哭了起来。皇甫谧十分不解，便追问原因。叔母哭诉着说："《孝经》上说，即使每天用牛、羊、猪这样的三牲来奉养父母，还是不孝。你现在已经二十岁了，可是仍然不知道好好学习，不能步入正道，这样怎么能让我安心呢？”皇甫谧若有所思，接着，叔母又说道：“以前孟子的母亲为了让孩子受到良好熏陶，曾经三次搬家，直至搬到学校附近，孟子每天跟着读书上进才作罢；曾参的父亲为了兑现妻子对儿子的承诺，把家里的猪杀掉，以培养曾参做人守信的品格。现在看你这样整天贪玩、不好好学习的样子，难道是我没有选好邻居吗？还是我的教导做得不到位呢？为什么你如此鲁钝顽劣？努力学习，修身养正，做好这些事受益的都是你自己啊！”叔母情急之下，声泪俱下地劝诫皇甫谧。皇甫谧听了之后十分感动，于是拜当地人席坦为师，从此收敛贪玩的性格，开始跟随他好好读书。在皇甫谧二十六岁的时候，写成了《帝王世纪》《年历》等史书。

皇甫谧沉浸于学术研究中，不断地创作，如果不是命运又给他开了个残酷的玩笑，可能皇甫谧便只能以史学家或文学家留名于青史。在他四十岁左右的时候，因为太沉迷于读书，身体日渐变差，久而久之竟患上了风痹。坚强的他并没有被病魔击垮，年过不惑的他毅然决定向病魔宣战！

深夜的残灯和墙壁上的枯影伴随着一个中年男人，他的半身都没有知觉，一边不厌其烦地翻看着医书，一边把磨得锋利的针灸针，对自己的身体扎了下去。他闭着眼睛体会针下经络之气的流动，有所得处马上记录在册。这样一次次实验，一次次总结，最终他治好了自己的风痹，也编纂成皇皇巨著——《针灸甲乙经》。

《针灸甲乙经》是我国现存最早的一部理论联系实际的针灸学专著，皇甫谧也因此被视为“针灸鼻祖”。《针灸甲乙经》自问世以来便在针灸学的传播与发展中做出了巨大的贡献，在多个朝代被列为学医必读的古典医书之一。

8. 许胤宗不著述，妙手担三朝医

柳太后病风不语，名医治皆不愈，脉亦沉而（口）噤。胤宗曰：“口不可下药，宜以汤气熏之，令药入腠理，周理即差。”乃造黄芪防风汤数十斛，置于床下，气如烟雾，其夜便得语。

——后晋·刘昫《旧唐书》

许胤宗生于南朝，卒于唐武德九年（626年）。曾经在南朝时期陈国任参军一职，隋朝统一后，任药奉御，唐朝时又被授散骑侍郎。历经陈、隋、唐三朝，皆被当朝赏识并被赐予官职。许胤宗用神奇的医术，治疗了众多的疑难病症。

许胤宗治疗疾病往往不拘一格，用药方法也颇有创新。许氏早年在南朝陈国为官，陈国柳太后患了中风之病。“中风”是中医的说法，指人体因为正气亏虚，又感受了外邪，引起了一种以肢体不调、半身不遂、面部麻痹为主要症状的疾病，严重者可能有神志昏迷。柳太后的病状如何呢？

口不能言，更无法进食。虽然没有严重到神志昏迷，但口不能正常饮食，药物更难送于体内，一时也难坏了宫中御医。后来听闻许胤宗医术高超，便请他来诊治。

许胤宗到了宫中之后，详细地为柳太后诊察了脉象，并仔细地向太后身边服侍的宫人问询了太后平素的健康情况。诊断完毕后，开具了一个处方——黄芪防风汤。此方一出，旁边的太医们都在一旁窃窃私语："原本以为大名鼎鼎的许名医会开出什么奇方，如此看来不过与大家的处方一样嘛，可是太后如今并不能服药，药方即使再对症，又能如何呢？"许胤宗并不理会，只是吩咐宫人取药，并嘱咐一定要取十剂。什么？一剂药能让太后服下就已有登天之难，还开具十剂？

很快，宫人就把十剂黄芪防风汤取了回来。许胤宗命人找来大锅，将药物悉数倒入锅中然后加水煮沸，煮沸之后将药汤放于柳太后就寝的床铺下边。这一下，旁边的人彻底迷惑了，他们并不能理解许胤宗葫芦里卖的什么药。许胤宗又命太后的侍女将门窗紧闭，防止邪风侵袭，接着又嘱咐她们若太后床铺下的汤药稍凉便马上更换滚汤。就这样，柳太后躺于床上，床下滚烫的药雾之气翻涌。神奇的事情出现了，当天晚上，太后竟然可以开口说话了。原来，许胤宗亦知太后之病非黄芪防风汤不愈，但口不能入药，可以用熏蒸之法，将药气通过肌肤腠理送入人体，最终发挥调和人体气血的效果。许胤宗因为治愈了柳太后的中风病，一时医名广传。

熏蒸疗法至今依然被广泛应用于临床，治疗风湿关节病、颈肩腰腿痛等慢性病症效果尤为显著。许胤宗别出心裁的用药方法启示了后世更多的用药方法，如雾化、熏蒸、熏洗等。

及至唐朝，关中地区悄然蔓延了一种疾病。该病因发作起来骨热如蒸，因此又被称为骨蒸病，更为严重的是，该病相染，关中感染者甚多。许多医生并没有治疗这种疾病的经验，因此只能望疾兴叹。这时，许胤宗又一次站在了最前方。他治疗流行骨蒸，效果奇好，书称“每疗无不愈”，治愈率能达到惊人的百分之百！于是有人建议许胤宗：“您医术如此高，应当将治疗疾病的心得著书立说，造福后人啊。”而许胤宗却说：“医生治疗疾病，有时要靠经验的积累，灵光乍现之间便有了治疗疾病的方法。再说脉象之学微妙难懂，心中了了，指下难明。我担心后世不能区分出异常脉象，病脉的区别要用心去体会，仅依靠口述，恐怕不能将精微的脉理传扬下去。再说古代有名的医家，并不是因为医术有多么高明，而是因为善于诊脉，辨别脉象，脉象辨明，才能准确地认识疾病。脉学的机理太过深奥，医者需要用心感悟，并非我留存的只言片语可以阐释得清楚。脉象既然无法阐明，那么留下再多的经方，又有什么用呢？我曾思考过这个问题很长时间，所以不能留下著述使后人更加迷惑。”

许胤宗虽然终身未著书立说，但其精妙创新的治疗方法深刻影响着后世医家。明代江瓘父子便将许氏熏蒸治疗中风之疾的病案收录于《名医类案》中以启学后人。许氏淡泊名利、务实求真，其“不著述论”中严谨治学的态度也令后人赞叹。

9. 大夫姚僧垣，三剂起沉疴

四年，高祖亲戎，东讨至河阴，遇疾，口不能言，睑垂复目，不复瞻视，一足短缩，又不得行。僧垣以为诸藏俱病，不可并治，军中之要，莫先于语，乃处方进药，帝遂得言。次又治目，目疾便愈。末乃治足，足疾亦瘳。比至华州，帝已痊复，即除华州刺史，仍诏随入京，不令在镇。

——唐·令狐德棻《周书》

“郎中”和“大夫”在古代都是官职，后来成为“医生”的代称。在南北朝时期，有一名医生医术了得，凭借高超的医术被皇帝敕封为“太医中大夫”，从此世人以“大夫”代指医生，他就是姚僧垣。

姚僧垣，字法卫，吴兴武康（今浙江德清）人。其一生历经南齐、梁、北魏、北周、隋五个朝代，主要生活于北周。姚家是官宦之家，姚僧垣的曾祖曾任五城侯，其父姚菩提曾在梁为官。姚菩提因为患病日久，潜心研习医术以自救，久而久之竟然成为颇有名气的医生，梁武帝也喜欢研究医药，于是常常召姚菩提进宫以讨论医药之术。

姚僧垣自幼学习医术，二十多岁时他的父亲不幸去世，于是他开始子承父业，独立行医。梁武帝曾召其入宫当面考核医术，姚僧垣对于梁武帝抛出的医学问题对答如流，令梁武帝大为惊奇，于是他便被留在宫中任职。几年之后，武陵王的生母患了疾病，皇帝命姚僧垣去治疗，姚僧垣治疗完毕后回宫复命，详细阐述了患者的病状和证候，梁武帝感到非常惊奇，他夸赞道："你的心思竟然缜密到如此地步，用这种态度去治疗疾病，就没有治不好的疾病，我也喜欢研究岐黄之术，也大概懂得一些疾病的治法，今天听了你的诊治过程，我觉得很有收获。"

一日，梁武帝不幸患病，最开始的症状是发热，后来饮食和睡眠都成了问题，御医诊断之后认为是内热，非大黄不能泻此热。梁武帝本来也颇懂医术，见太医的诊断与自己的诊断一致，于是放心地准备服用大黄泻热，正打算服用的时候，突然听到一个坚定的声音："陛下万万不可服用大黄！"定睛一看原来是姚僧垣，梁武帝心知姚僧垣医术精深，对于疾病常常有特别的见解，于是他放下药碗，好奇地看向姚僧垣。只见姚僧垣不紧不慢地说："陛下，您年事已高，五脏亏虚，虽然体内有热，但是不能用药性太过峻猛的药啊，否则会损伤您的正气啊。"听罢此话，一向看中姚僧垣的梁武帝十分不悦："朕的身体朕自己知道，如今众太医与朕一直认为该用大黄泻热，你不让我用，莫非不想让朕痊愈吗？"说完，梁武帝十分不高兴地将姚僧垣赶了出去。这梁武帝虽然颇识医术，但毕竟医术不精，他即将为自己的傲慢付出代价。

当天夜里，姚僧垣正在熟睡的时候被敲门声吵醒了，原来是梁武帝服用大黄之后病势加重，十分危急。姚僧垣连忙穿上衣服进宫救驾。到了宫中之后，他用了一些温和平补的药物，方才治好了梁武帝的疾病。自此以后，梁武帝更加敬重姚僧垣。

南北朝时期战乱纷纷，政权更迭十分频繁，但历代统治者都十分敬重人才。到了北周时期，高祖宇文邕在御驾亲征的途中患了疾病，口不能言，眼睑下垂闭合，眼睛也无法睁开，更严重的是也无法行走了。两军对战，正是生死存亡之际，如今主帅却身染重病，这可如何是好？幸运的是，刚好姚僧垣从军随行，他认为宇文邕五脏皆病，都应该治疗，但是病有轻重缓急，急则治其标，缓则治其本。如今两军对战，最重要的是先恢复言语功能，如此才能继续指挥作战。宇文邕十分赞同，于是姚僧垣先开了一剂药，宇文邕服完后马上可以开口说话。再吃了一剂药后，眼睛可以睁开了。更神奇的是，第三剂药吃完之后，宇文邕竟然行走功能也恢复了正常。战争结束之后，宇文邕十分感念姚僧垣的救治之恩，重重赏赐了他。

姚僧垣的医术不但在汉人政权区十分有名，就连边陲地区的少数民族也都听说过他的医名，经常请他过去诊治疾病。在信息不发达的封建社会，这样的知名度可谓是十分高了。姚僧垣晚年时，将自己毕生的医疗经验结合自己收集的奇方编著成《集验方》一书，该书对于后世影响很深。

三剂起沉疴，现已被广泛用于形容医生的医术高明。

五

隋唐时期

1. 太医博士巢元方

叔谋既至宁陵县，患风痒，起坐不得。帝令太医令巢元方往治之。曰："风入腠理，病在胸臆。须用嫩羊肥者蒸熟，糁药食之，则瘥。"叔谋取半年羊羔，杀而取腔，以和药，药未尽而病已痊。自后每令杀羊羔，日数枚。同杏酪五味蒸之，置其腔盘中，自以手脔擘而食之，谓曰含酥脔。

——宋·佚名《开河记》

博士、博士研究生在当今社会代表的是学位和学历，如医学博士、工学博士、理学博士等。但博士在设置之初并不是学位，而是一种官职，负责保管文献档案、编撰著述、培养人才，一般由掌通古今、学问高深的博学之人担任。南北朝北魏时，创设太医博士，负责教授医学知识，官阶从七品下。太医博士官职的出现，在一定程度上促进了医学教育的发展。

隋朝结束了南北朝的纷乱，为中原王朝带来了短暂的和平与安宁。在这一时期，百废待兴。隋王朝开科取士，奠定后世人才选拔之基；开凿京杭大运河，至今为南北沟通之动脉；成立太医署，建立了中国历史上最早的医学教育机构；政府组织人力编著医学著作，总结隋以前医学理论、禁方名药。在这一时期，最受瞩目的医学著作当属巢元方主持编撰的《诸病源候论》。

巢元方，大业中任太医博士、太医令。大业六年（610年）奉诏主持编撰《诸病源候论》50卷，分67门，论述1729种病候，其中以内科病占首位，金创病（外科疾病）载23种，妇科杂病140多种，皮肤病40多种，眼科病38种，余类疾病各列不一，如风病载59种，虚劳载75种等。该书是我国第一部专论疾病病因和证候的专书。

那么为什么编书的重任会被委派给巢元方呢？这是因为他不但学识渊博，而且医术高超，在《开河记》中有一段巢元方诊治疾病的描述。隋炀帝杨广征北大总管麻叔谋主持开凿京杭大运河，但麻叔谋在宁陵（今河南境内）患了风逆病，主要症状是全身关节疼痛，起坐即头晕作呕，诸医诊治无效。这可急坏了隋炀帝，麻叔谋是京杭大运河的总都护，主持各项具体工作。如果他一病不起，大运河势必不能按期完工。于是杨广命巢元方前往宁陵诊治麻叔谋之疾，巢元方诊后认为是风入腠理，病在胸臆，须用肥嫩的羊，蒸熟掺药食下，即可治愈。麻叔谋取半岁的羊羔，宰杀之后，依巢元方所授之法配药，再将药物纳入羊羔肚脐之中然后蒸而食之，还没有吃完病就治愈了。巢元方又叮嘱他用杏酪五味纳入羊腹，煮熟后剖开一天吃几枚，此法名叫含酥脔，若依法制作食之可使疾病不复发。

巢元方的“食疗”处方殊为奇特，以羊腹纳药，这个方法绝无第二。麻叔谋疾病因此而愈，说明巢元方的医术的确精湛，而且其对于疾病的成因和预后的判断十分精准。

隋朝以前的医书，鲜有对发病的病因和原理进行深入剖析的。为填补这一空白，巢元方主持编撰的《诸病源候论》只对病因、病机和病变进行论述，不载方药。书中还对传染病，如肺结核、天花、脚气病等都有较详细的记载，甚至提到了妇女人工流产。在养生方面，也很有真知灼见，如提出刷牙是保证牙齿健康的关键。书中甚至还描写了肠吻合手术的步骤、方法、缝合以及护理等。可见当时的外科手术也是比较发达的。除此之外，该书对一些微观致病的病因，如“疠气”“虫疾”等论述颇为详尽，如对蚘虫（蛔虫）、蛲虫、寸白虫等的长度及致病特点论述十分明确。在病原微生物学并不发达的隋朝，《诸病源候论》便对寄生虫、漆疮之毒、疥疮等病有着深刻的认识，令后人叹服于古人之高超智慧。

《诸病源候论》对后代医学的发展贡献巨大，唐代王焘的《外台秘要》、宋代官修方剂专著《太平圣惠方》等都曾引用该书的大量内容，清代目录学家、藏书家周中孚评价该书“荟粹群说，沈研精理，形脉之证，罔不该集”。巢元方的医案医事并未有较详细的记载，但其主持编撰的《诸病源候论》为中医学的代表作之一，他也因此被称为中医史上的名医。

2. 弯弓开不得，一针可复射

隋鲁州刺史库狄嵚苦风患，手不得引弓，诸医莫能疗，权谓曰：但将弓箭向垛，一针可以射矣。针其肩隅一穴，应时即射。

——后晋·刘昫《旧唐书》

针灸疗法是中医桂冠上一颗璀璨的明珠，“如汤泼雪”“效如桴鼓”是它独有的魅力。隋唐时期针灸名家甄权在针灸界颇有盛名，关于他治病救人的医案散见于正史、医集、穴歌里，如唐代“药王”孙思邈记载过他和甄权一起出诊的医案，《肘后歌》中也有“打扑伤损破伤风，先于痛处下针攻。后向承山立作效，甄权留下意无穷”。由此可见，甄权对针灸的发扬与传承有较深的影响。

甄权，医名盛于隋唐，约生于南朝梁大同七年，终于贞观年间。享年 103 岁，历时三朝，可称得上是隋朝至初唐时期的中医活地图。因为母亲生病，他和弟弟便立志行医，后潜心研究医学，终于成为一代名医。贞观十七年（643 年）唐太宗李世民亲临其家，向甄权讨问药性和饮食养生之道，之后授其朝散大夫，并赐寿杖衣物。

一个医家究竟要达到怎样的医学成就，才能避免掩于无名，才得以被修入正史而流芳百世？以下两个医案或许可以给我们提供些许启示。

隋朝时期，鲁州刺史库狄嵚因为患了疾病，肩膀活动受限，无法完成挽弓射箭的动作，找了很多的医生治疗，但是都无法根治，这让他大为苦恼。有一天机缘巧合之下，遇到了甄权。甄权诊断完毕后，便让人准备弓箭和箭垛。库狄嵚大为不解，于是问道："这是干什么，我明明连弓都拉不开，您却让我射箭？"甄权哈哈一笑："不碍事，我只需要扎上一针，你就又可以运臂自如了，自然可以射箭。"身边的人都难以置信地睁大了眼睛，只见甄权不慌不忙地拿出一根金针，在库狄嵚肩膀上轻轻一扎，捻转两下便取出来，之后嘱咐库狄嵚拉弓一试。再看正"挽弓如满月，去箭如疾风"的刺史大人，哪里还有半点肩膀疼痛的感觉！

再读一则药王孙思邈载录在《千金要方》中的医案，相信大家会再次叹服于甄权针术之妙。

有一个叫成绰的深州刺史，有一日突然患病，主要的症状是脖子肿胀异常，水米难下已三日之久，危在旦夕。刺史家人派人来请孙思邈，好巧不巧甄权正在孙思邈府上探讨医术，于是孙思邈便邀请甄权一起出诊。这个刺史大人也真是幸运，竟能同时邀请到两位名医为其治疗。孙思邈见到患者之后，因为考虑到患者咽喉闭塞，汤剂难下，于是便请甄权为之针刺治疗。甄权胸有成竹地拿起成绰的右手，在指端扎了一针，大约一顿饭的工夫，成绰的喉咙就通畅了，到了第二天就能像平常一样吃东西了。

甄权针术之精妙令人称赞，《黄帝内经》称针灸治疗疾病就像是用热汤泼在积雪上、一阵风吹散乌云一样来得迅速有效。时至今日，针灸之术在世界各地开花，与它立竿见影的效果是分不开的。

3. 张澹单方愈圣疾，官拜三品鸿胪卿

贞观中，上病气痢，久未痊，服众医药不应，因下诏访问，时金吾长张宝藏曾困此疾，即具疏以乳煎荜茇方。

——唐·《唐太宗实录》

民间有个歇后语，张宝藏的草药——治大病。张宝藏何许人也？为何他的草药治大病呢？这事情还要从唐贞观年间唐太宗李世民的一场急病说起。

张宝藏，字澹，唐代栎阳（今陕西临潼）人。《前定录》记载了关于张宝藏的一则故事。贞观年间，张宝藏任唐太宗的金吾卫。有一日回乡探亲，在路上看到一个年轻的猎人烹食野味，年迈的张宝藏靠在树上叹道："我都七十岁了，但从来也没有像眼前这个年轻人一样大口吃肉大口喝酒过。可悲可叹啊！"刚好有一个僧人路过，他看了一眼张宝藏，接着缓缓说道："六十日之内，你必能官拜三品，有什么好叹息的呢？"说完，僧人便不见了。张宝藏一头雾水，并不知道僧人没头没尾地说这一句话有什么含义。

百思不得其解之后，张宝藏倒也没放在心上，继续赶路。

张宝藏回乡时，宫中发生了一件事，唐太宗李世民患了疾病。据《唐太宗实录》记载，太宗患的是气痢，气痢为痢疾的一种，发作起来腹泻无常，十分痛苦。宫中名医如云，但却对这个疾病束手无良策。无奈之下，唐太宗下了诏书，把自己的症状简单列举下来，并强调只要能治好皇帝之病的，有重赏。诏书贴在了京城的大街小巷，恰逢这时张宝藏返回京城看到这一诏书。他心想："陛下的病，好像和我很多年前患的疾病类似，症状可以说一模一样，我那时幸得一名医指点，最终疾病得以痊愈。那个方子叫什么来着？对了！乳煎荜茇。"张宝藏马上将处方献出，唐太宗看完之后，觉得这两样药并无奇特，但是眼下苦无良药，只得一试。于是命人按照张宝藏的方子煎药，煎好之后，太宗一饮而尽。奇迹出现了，乳煎荜茇的功效出奇得好，困扰了他很久的气痢竟然这样被治好了。君无戏言，唐太宗拟诏，封张宝藏为五品文官。这个官职已是很高了，张宝藏兢兢业业一辈子侍奉君主，到了七十岁还不过是金吾卫，估计都没有官职。医学博士不过从七品，而今凭借一个"验方"竟然升得五品大员，可以说是火箭式升迁。但是这一诏书最终没有被执行，原来宰相魏征认为擢升官员应该按照规章制度，若张宝藏获得晋升，对其他政绩卓越、劳苦功高的官员恐有不公。于是魏相将张宝藏升迁的文书按下不发。

没过多久，唐太宗的气痢之症又发作了，继续服用张宝藏之前献的乳煎荜茇汤，服完立效。这时唐太宗突然想起了之前拟诏封张宝藏为五品官员，为何后边没了动静，也未见张宝藏谢恩呢？于是召来魏征问询，魏征回答说："陛下说让封张宝藏为五品官员，可是我不知道您让封的是文官还是武官啊。"唐太宗心知魏征有意推脱，于是面露不悦，厉声斥道："治好宰相的官员，都可以获封三品文官，难道我连宰相都不如吗？传令下去，敕封张宝藏为三品文官，拜鸿胪卿！"

魏征只得照办，就这样张宝藏被封为三品鸿胪卿，主管祭祀、礼仪等各项工作。

张宝藏所献的乳煎荜茇方也被后世医家收入医书中，如张景岳就在《景岳全书》中记载了乳煎荜茇的具体用法，其方用牛乳半斤，荜茇三钱，同煎减半，空腹顿服。张宝藏因为献药而获封三品大员，在正史中绝无仅有，他也因此成为我国医学史上官爵最高者。

4. 秦鸣鹤针疗太宗疾

上苦头重不可忍，侍医秦鸣鹤曰："刺头微出血，可愈。"天后帷中言曰："此可斩，欲刺血于人主首耶！"上曰："吾苦头重，出血未必不佳。"即刺百会，上曰："吾眼明矣。"

——后晋·刘昫《旧唐书》

秦鸣鹤，里籍不详，是唐代有名的针灸医生，与张文仲同为唐高宗李治的侍医。

据《旧唐书·高宗纪下》记载，有一天，唐高宗李治刚一起床便觉头晕目眩，头重不能忍受，于是连忙召太医前来诊治。太医张文仲与秦鹤鸣受命前去为高宗治疗。经过他们二人详细诊察，一致认为唐高宗李治患了“头风”（“头风”之疾，日久难愈，乃是难治之病。三国时期的枭雄曹操就备受头风之苦，经常一发作便找华佗针灸治疗，华佗一下针，就能马上止痛，但仍不能痊愈），李治苦不堪言：“我怎么会患了这恼人的头风之病啊。”秦鹤鸣解释说，此病是因为皇上日夜操劳，又因为心烦意乱，内有郁火，最终火热之毒上炎引起的头痛。只要用针在皇上头顶点刺放血，头痛就会好了。

这一说不要紧，皇后武则天大怒斥责：“大胆秦鹤鸣，你竟然敢在皇帝头上用针刺血，皇帝的头顶何等尊贵，怎么能放血呢？来人，拉出去斩了。”盛怒的武则天皇后意欲将秦鹤鸣问罪，但是被李治制止了。因为他觉得太医辨证论治，理无不妥，针刺放血古已有之，并非以下犯上。何况李治被“头风”折磨得十分痛苦，用针刺之法，或许能取得效果，于是他鼓励秦鹤鸣大胆施治。秦鹤鸣用微针轻轻在李治头上的百会穴上点刺了一下，立刻有鲜血流出。放血之后，李治当时就觉得头不眩晕了，眼睛看东西也变得更清楚了。他龙颜大悦，高兴地说：“这真是上天的恩赐啊！”武则天皇后也为发难于秦鹤鸣感到歉疚，赏赐了秦氏很多金帛。

秦鹤鸣施针治疗唐高宗头风的事迹被传颂至今，他的针术之精妙令人赞叹。可惜的是，秦氏未有著作传世，有学者经过考证认为他可能是从罗马至唐朝的传教士，此说真伪未知，但史书对秦氏其他医事并未提及，“传教士说”无疑使秦鹤鸣的身世更显神秘。放血疗法治疗头风病，只要辨证准确，必然能收获良效。

5. 事亲至孝的官二代——王焘

鸣呼！齐梁之间，不明医术者，不得为孝子，曾、闵之行，宜其用心。若不能精究病源，深探方论，虽百医守疾，众药聚门，适足多疑，而不能一愈之也。

——唐·王焘《外台秘要》

王焘，唐代郿县（今陕西省眉县）人，生于公元670年，卒于公元755年。他是唐代著名的医学家，著有《外台秘要》一书，阐述医理时常引经据典，自谓“上自神农，下及唐世，无不采摭”。该书内容丰富，收藏方药众多，是后人研究唐代及以前方药的重要文献来源，深受后世医家推崇。

王焘生于一个官宦之家，其祖父王珪官至宰相，与房玄龄、杜如晦、魏征齐名，也曾担任过太子李建成的老师。王焘的父亲王敬直是南平公主的驸马，也被封了爵位。出生在这样一个钟鸣鼎食之家，王焘却并没有像一般“世家子弟”一样继承祖业，酒食度日。相反，他苦读经书，对于儒家“事亲至孝”的思想推崇之至，也因此走上了医学之路。

从王焘为《外台秘要》所作序言中得知，王焘自幼体弱多病，后来年纪稍微大了一些便对医学产生了兴趣。但是真正让他决定从医的还是他的母亲南平公主。王焘的母亲原本身体较弱，时常患病。王焘十分孝顺，经常衣不解带地照顾母亲。但是看到被病魔折磨的母亲，他突然坚定了一个想法，学医！

前人对于孝行十分看重，我国自古就有卧冰求鲤、鹿乳奉亲等孝行故事。《礼记》曰：“君有疾饮药，臣先尝之，亲有疾饮药，子先尝之。”可见“孝道”是儒家弘扬的高尚德行，王焘深以为然，于是他决心攻读医术，为母亲解决病痛。但是，从秦汉至唐代的医书汗牛充栋，王焘如何能广泛地阅读呢？这还要从王焘的任职履历说起。

王焘先后七次在尚书省供职，两次任职于门下省，前后在尚书、门下二省供职二十多年，长期执掌弘文馆。这个弘文馆，类似于现在的国家图书馆，藏书丰富，经史子集、医方药论应有尽有。所谓近水楼台先得月，王焘在工作之余，时常进馆察看研阅蕴含深奥道理的医书，遇到不懂的地方，又从其他医书中探求其中的奥旨精义。

如此，二十年过去了。鲜衣怒马的青年才俊，变成了饱经风霜的中年人。一个仕途上的新星，成了一个满腹经纶的学者和医者。王焘在弘文馆度过了二十年的时间，他认真地摘录阅读过的医书的精华部分，收集各种名方。脑中名方云集，可是却无施用之地。后来，他被贬职到房陵，遇赦后就近安置在大宁郡，当地气候炎热潮湿，因此极容易患瘴气之病，感染瘴气者，十有六七难逃一死。他依照随身携带的验方施治，竟然把重病的人从死神手中拉了回来，他也因此“发愤刊削，庶几一隅”，把自己所搜集的方药和医论收集起来，编著成《外台秘要》一书。

《魏志》中将宫内藏书处称为“兰台”，因此王焘将此书命名为《外台秘要》。全书共1104门，每门先论病因病机，后列方药。所记录疾病包括内、外、妇、儿、骨、皮肤、五官、伤寒、天行、温病、灸法等方面的内容。均先论后方，载医方六千余首。其论述多取自巢元方《诸病源候论》，并详细注明所出卷数。对传染性疾病如伤寒、疟疾等论述尤为精当。

《外台秘要》中引用书籍都详细注明出处，为我国详注引文出处、卷第最早之文献。治疗方法涉及药物的内治、外治、人工急救以及护理等。书中记载的治疗白内障的金针拔障术，是我国历史上对这种方法的最早记载，且这种方法现今仍被沿用。《新唐书》将《外台秘要》称为“世宝”，后人常将《外台秘要》与药王孙思邈所著《千金要方》相比，历代所传“不观《外台》方，不读《千金》论，则医所见不广，用药不神”，可见其医学史中地位之高。

王焘严谨治学的态度让人敬服，他因孝而学医的孝心孝行在千百年来也为人们所传诵。古人尊奉“事亲至孝”，在中华传统文化中，孝道被视为重要的德行之一，“举孝廉”的选拔制度便是由基层推选德行高尚、孝奉双亲的人员，经过考核之后便可入朝为官，许多医家也因为奉亲学医而被传为佳话。

6. 混血药学家李珣

宾贡李珣，字德润，本蜀中土生波斯也。少小苦心，屡称宾贡，所吟诗句，往往动人。

——唐·尹鹗《嘲李珣》

唐朝时，外国与中国往来密切，贸易频繁，有很多外国人旅居中国，甚则当了官。唐敬宗时期，有一波斯商人因向朝廷进献了沉香，而受到嘉奖，赐为国姓，之后这名外国人便改中文名为李苏沙。由于天朝上国物产丰饶，贸易便利，李苏沙便在中国安顿了下来，然后娶妻生子，以药材贸易为生。这原本是一个时代的缩影，许多波斯人在唐时生活于中国，但大部分并未涉足政治，因此他们的生活情况鲜为人知。李苏沙不同，他本身在历史上籍籍无名，但他的后世李珣却凭借诗文、医药名留青史。

唐朝末年，藩镇割据，战乱频发。唐僖宗为躲避战乱入主蜀地，皇帝都跑到蜀地了，名流贵族自然也趋之若鹜，于是他们纷纷携家眷迁徙至蜀地，李苏沙的后人也是如此。唐朝灭亡进入纷乱的五代十国后，梓州（今四川三台县）出现了一位颇有才气的文人名叫李珣，他便是李苏沙的后人。

李珣是波斯人种，母语也是波斯语。但他从出生开始，便一直生活在中国，于是深受儒家思想的影响，自小便饱读经书，被好友称为“少小苦心”。勤奋的李珣年岁稍长时，便考取了秀才。及至成年，已经颇有学名，在蜀地以文采见长，后来被蜀王奉为座上宾。

蜀王的儿子王衍与李珣交情颇深，李珣的妹妹是王衍所封的昭仪。王衍十分欣赏李珣的才华，更重要的是，李珣与王衍有共同的爱好——炼丹药。李珣先祖因医药贸易而发家，因此他颇识诸药，王衍便将炼药的重任交给了李珣。

炼丹药需要大量的奇珍异草、名贵草药。李珣在搜集过程中发现，许多来自国外的药草虽然药效很好，但是并没有被收录进本土的中药著作中，如果想彻底弄清这些药材的功效用法，则一定要亲身见闻。蜀地闭塞，为了丰富中医药中的本草内容，他决定到外地游历，以丰富自己的见闻。岭南一带地处海湾，贸易频繁，也是海内外药材、香料往来的集散点，因此被李珣视为首选之地。

南方之行令李珣大开眼界，他在这一时期留下许多诗文（李珣诗名颇盛，《全唐诗》收录李珣所作的诗文五十余首）。同时他在游历过程中发现，前朝所记的海外药物存在颇多缺陷，有些功效的记录并不完整，又有些海外本草的形态、禁忌等方面记录比较简略，有的甚至有明显错误。于是，他有志于编著一本专门介绍海外本草的专著。

最终，李珣将自己用药的经验及亲身的见闻，著成《海药本草》一书。全书以引述海药文献为特点，共六卷，收录药物124种，其中96种标注外国产地。如：安息香、诃黎勒出波斯，龙脑香出律因，金屑出大食国。书中还详细记述了药物形态、真伪、优劣、性味、主治、附方、服法、制药法、禁忌、畏恶等。除此之外，书中收载了之前从未见于各书的其他海外药物，如海桐皮、天竺桂、没药等。

李珣可能是中医史上唯一一个混血医家及诗人，他所作的诗文意境悠远，传承至今，获得了后人的高度评价。医药方面，李珣所著《海药本草》大大丰富了中药学的内容，后世医家唐慎微所编著的《证类本草》及明朝李时珍编著的《本草纲目》都不同程度地引用了《海药本草》的内容。海外本草引入国内早已有之，虽然不是自唐朝时传入中国的，但在隋唐时期无疑是最昌盛的时期。《海药本草》也是中医药学史上第一部详细介绍海外本草的专著，具有很高的学术研究价值。

7. 草泽医笔针破痈，李王酬封翰林医

以针系笔心中，轻轻划破其溃散尔，别无方。

——唐·甘伯宗《名医传》

唐人甘伯宗撰有《名医传》一书，记载了一百二十个名医治疗疾病的医案。里边大都是名家，但也有一些未留名于青史的草泽医。草泽医，即所谓江湖游医，往往挟一绝技而行走江湖，治疗方法奇特，通常有出其不意的效果。

话说李王的女儿，得了咽喉疼痛之病，饮食不能下咽。公主自小备受恩宠，如今水米不下已有数日，李王看在眼里，疼在心里，于是请来名医诊治。医官看了不少，但是却纷纷表示对于这个疾病无能为力。李王府的医生个个顶尖，而公主的疾病并非难治，为何却言不可治呢？原来，公主患了喉痈（类似于急性扁桃体炎）。此病原也并不难治，只需要用锋利的针刺破痈肿，脓毒排出之后，疾病自愈。但是难就难在公主生性畏针，一听要用锋利的针扎喉咙，哪里肯呢？于是她宁愿忍受疾病之苦，也不愿接受治疗，这可急坏了李王，他又广访名医，可是众医生的诊断和治疗方案一致，先刺痈，再敷药。但如果患者畏惧疼痛，不接受针刺放血的方法，那即使有再好的医术也施展不开，所谓巧妇难为无米之炊。

李王派人在城内到处张贴告示，承诺只要有人不用针刺之法治好公主的喉痈之疾，必有重赏。告示贴出不久，就有一个草泽医揭榜，他手持榜文叩开了王府之门。

李王急忙接见了草泽医，问他有何良策。草泽医微微捻须，缓缓说道："公主之病并不难治，草民用毛笔上一点药，公主的喉痈就可以治愈了。"李王和公主大吃一惊，用毛笔治疗疾病？这真是闻所未闻。李王当下承诺：“只要你治疗好爱女的疾病，我一定提拔你为翰林医官，并赏赐你三百贯铜钱。”草泽医先是和公主充分沟通，公主畏针并不畏毛笔，于是欣然接受医生提出的治疗方案。这个医生拿出毛笔，蘸了些许药粉，然后点于公主的喉痈之处，顷刻间公主顿觉喉中辛咸，嘴巴一张，竟有脓血流出，李王命下人拿器皿来接，足足接了一盏之多。如此两次，公主的疾病霍然而愈。

李王兑现承诺，欲封草泽医为翰林医官，并希望医生将方子献出，草泽医慌忙跪在地下请罪。原来哪里有什么奇方妙药，草泽医用的也是破脓血之法，他听闻公主畏针，于是将锋利的针藏于毛笔的笔锋之中，待点药时，笔尖内藏的针刺破喉痈，脓血排出之后，公主的病自然就好了。李王听罢，对于草泽医的治疗方法赞不绝口，并按照承诺奖赏了这名聪明的医生。

古云：“医者，意也。”高明的医生往往能通过出其不意的治疗方法和手段治愈患者的疾病。草泽医的名字和生平已不得而知，但其奇法治病的方法，为后世治疗疾病提供了新的思路。他以患者为中心，重视患者的需求，善于创新治疗方法，值得后世医家学习。

8. 大医精诚

凡大医治病，必当安神定志，无欲无求，先发大慈恻隐之心，誓愿普救含灵之苦。若有疾厄来求救者，不得问其贵贱贫富，长幼妍蚩，怨亲善友，华夷愚智 ，普同一等，皆如至亲之想。亦不得瞻前顾后，自虑吉凶，护惜身命，见彼苦恼，若己有之，深心凄怆，勿避险巇，昼夜寒暑，饥渴疲劳，一心赴救，无作功夫行迹之心，如此可做苍生大医，反之则是含灵巨贼。

——唐·孙思邈《备急千金要方》

中医学子的第一课，一般是学习孙思邈的《大医精诚》。该篇论述了医生应具备的素质和品格，千百年来依然是中医人宝贵的精神财富，中医人以此自诫，研岐黄之术，秉先贤之志。

据《旧唐书》记载，孙思邈七岁入学，一天便能背诵一千多字的文章。隋唐时期以文取仕，开创科举之先河，如果孙思邈潜心经史求仕，想必也应会一帆风顺。但他却感慨民生多艰，走上了医学的道路。纵观历史，有些医家学医以自救，如皇甫谧；有些人因痛失至亲愤而学医，如张仲景；有些人发大愿力解救苍生，如孙思邈。孙思邈年少便博览群书，诸子百家皆有涉猎，尤精于佛学。孙思邈或是受了佛教中“普度众生”思想的影响，一生治病救人，眼中并无高矮胖瘦、美丑贫富之分，无论病人家境如何，他都悉心诊治。

孙思邈生于隋而逝于唐，战争更迭，疫乱频起，他治病救人的愿力从未改变。诊疗方面，他创造性提出了“阿是穴”的概念，使针灸治痛的理论更上了一个新的台阶；方书方面，他广集名方，撰写医书，集唐以前医家之大成；医德方面，他不慕权贵，不恋财物，仅一心赴救，把治病救人当作首务。

一千四百年前，一个老人目睹众多医生或荒于研究医术，多使病人失治误治；或挟技要价，病人虽然疾病得愈，但却散尽家财。鉴于此，他发出“人命至贵，有逾千金”的感慨，乃着手编著出《备急千金要方》来普救世人，《大医精诚》更是千百年来为学医人所传诵，凝聚着中医人的高尚医德。

时至今日，《大医精诚》已成为中医药院校学生必读之篇，被称为中医药学界的“医学生誓言”。

9. 悬丝诊脉

移根自远方，种得在僧房。
六月花新吐，三春叶已长。
抽茎高锡杖，引影到绳床。
只为能除疾，倾心向药王。

——唐·岑参《临洮龙兴寺玄上人院同咏青木香丛》

人活七十古来稀，古代在战乱、瘟疫等外界因素的影响下，超过七十岁者稀少。但是我国有很多长寿的医家，他们深谙养生之道，最终可以“度天命乃去”。在隋唐时期，被记录在册的有两个年岁过百的医生，一位是前文所说的甄权，另一位是有“药王”之美誉的孙思邈。孙思邈著有《备急千金要方》和《千金翼方》两部著作，是集唐以前中医药学大成之百科全书。他医术精妙，医德高尚，在唐朝及后世的医史中有着极高的地位，时至今日仍流传着很多他诊病的故事。

脉诊是中医学的特殊诊断方法，其作用机理是通过指端切寸口脉（桡动脉），感受指下的脉动，进而诊断全身疾病的一种方法。脉诊因为抽象难懂，因此初学者难免“胸中了了，指下难明”。而“悬丝诊脉”更因为其玄妙的医理和极富技巧的诊断方法，为中医脉诊蒙上一层神秘的面纱，小说家更是不吝笔墨，如《西游记》第六十九回中描写孙大圣“悬丝诊脉”：“话表孙大圣同近侍宦官，到于皇宫内院，直至寝宫门外立定，将三条金线与宦官拿入里面，吩咐：‘教内宫妃后，或近侍太监，先系在圣躬左手腕下，按寸关尺三部上，却将线头从窗棂儿穿出与我。’”有关“悬丝诊脉”的由来，还有一段有趣的故事。

唐太宗时期，长孙皇后妊娠十月而未如期临盆，唐太宗便召太医前来诊治，太医们自然不敢怠慢，使尽浑身解数却仍然毫无寸效。太宗心急如焚，徐茂公为替君分忧便向太宗举荐了孙思邈，言说此人虽出身草野，但医术精湛，颇有医名。于是太宗便派人将孙思邈接来诊治，孙思邈应旨后便火速入宫。入宫后，宫廷礼仪众多，不能像在寻常人家诊病一样，在床榻细问病情，详加诊断。孙思邈在问了内侍宫娥皇后的症状和反应之后，内心便有了答案。但是如果不亲自为皇后诊断便写出药方，未免有懈怠之疑。反之，如果亲临床榻，又恐冒犯，毕竟地位有别，皇后位尊身贵，一介草泽又岂能安坐皇后香榻？孙思邈思忖片刻，便有了主意，他让宫娥准备金线绑于皇后腕处，自己在内室之外手执金线，这一招“悬丝诊脉”实在令在场的御医及官员们大为吃惊。为皇后悬丝诊脉之后，孙思邈认为皇后是滞产，最终因为对症治疗，皇后得以顺利诞下皇子。太宗皇帝喜不自胜，希望将孙思邈留在身边，遂封为御医，但是孙思邈一心只愿救更多的病人，哪里会贪恋荣华富贵，于是便婉拒了，太宗不愿强人所难，重酬之后便由他回乡了。

什么是良医的评判标准呢？孙思邈给出了自己的答案：胆大心细，行方智圆。“胆大”是指医生应该在诊断正确的前提下自如用药；“心细”是为人诊病时要如履薄冰，不能马虎大意；“行方”是指行事方正，不能太过圆滑；“智圆”则是指治法灵巧，不可拘泥。孙思邈“悬丝诊脉”便是胆大心细、行方智圆的真实写照。

10. 狄仁杰妙手针瘤

（狄）公遂抽针，而赘疣应手而落，双目登亦如初，曾无病痛。

——唐·薛用弱《集异记》

狄仁杰，唐代著名的政治家、法学家。他辅国安邦，断案如神，任宰相期间，断大案、要案如山。武周时期，他力荐李显为太子，使李唐江山得以延续。狄仁杰一生充满了传奇色彩，历代小说家都喜欢对狄仁杰的事迹加以戏剧化改动，因此民间妇孺皆知狄仁杰是个断案如神、爱民如子的清官。时至今日，各类以狄仁杰为主角的影视剧、小说仍层出不穷，这也更为狄仁杰的生平增添了传奇色彩。众人皆知狄公善断案，殊不知他也精于医术，尤其擅长针灸。

据唐代薛用弱记载，唐显宗时期，狄仁杰赴京应考，路过华州，街上拥挤，车马无法通行，狄仁杰只好下马步行通过。通过之时，听到路人议论纷纷，于是停下来问询。路人说："前方有一个可怜的公子，脸上生了一个赘瘤，看起来十分可怖，他的家人在路边求医。"狄仁杰顺着路人所指遥遥望去，看见一个很大的牌子，上面写着"能疗此儿，酬绢千匹"。狄仁杰本就精于医术，于是从人群中挤过去看一下患者的病情。走近一看，牌子的旁边睡着一个年约十四五岁的孩子，衣着光鲜，想来也不是穷人家的孩子。但这孩子鼻子前边长了一个像拳头般大小，摇摇晃晃的赘瘤，瘤子的根蒂有筷子般粗细。狄仁杰轻轻一碰，少年立刻痛得惊叫。再看这可怜的孩子，一双眼睛因为被赘瘤拉扯，眼睛的下眼白都漏出来了，看起来极为痛苦。狄仁杰站在一旁思考了一会儿，对孩子的父母说："我可以治好你儿子的疾病。"患者父母立刻磕头拜谢，指着旁边堆积的酬金说："如果先生能治好我儿，旁边的所有东西我们愿赠予您作为酬谢。"狄仁杰所有的注意力都在孩子身上，并未看一眼旁边的财物。他走到患儿旁边，将他轻轻扶起，好生安抚了几句，然后拿出一根随身携带的银针，将针轻轻刺入患儿的脑后，一边捻动针身，一边问："长瘤子的地方有没有感到酸麻胀痛？"患儿点头，然后狄仁杰将针拔出。令人惊奇的事情发生了，狄仁杰出针之后，患儿鼻上的赘瘤竟立刻脱落！一双眼睛因为没有赘瘤拉扯，也恢复如初，没有任何疼痛之感。患儿的父母和身边的所有看客都惊呆了，这是何等神医，竟然能用针如神。等患儿父母缓过神来，赶忙叩拜在狄仁杰面前，感激涕零，并请狄仁杰一定收下酬金。可怜天下父母心，患儿父母因为孩子的疾病不知操了多少心，现在被狄仁杰一针治好，感激之情岂是言语能够表达的。狄仁杰笑着说："我只是觉得孩子可怜，急人之所急，因此愿意施救，这是履行一个医者的职责，怎能接受你们的报酬呢？"说完之后，催马而去。

狄仁杰是历史上有名的政治家，关于其妙断奇案的戏文、小说等深受人民群众的喜爱。其治病的医案，在各正史中并未见到太多，想必是因为狄公政绩卓越，因此把他精妙的医术淡化了。

11. 一个江湖术士的自赎之路

乃置患者于密室中，饮以乳香酒数升，则懵然无知，以利刀开其脑缝。挑出虫可盈掬，长仅二寸。然以膏药封其疮，别与药服之，而更节其饮食动息之候。旬余，疮尽愈。才一月，眉须已生，肌肉光净，如不患者。骈礼术士为上客。

——五代·王仁裕《玉堂闲话》

九州生气恃风雷，万马齐喑究可哀。

我劝天公重抖擞，不拘一格降人材。

——清·龚自珍《己亥杂诗 其一百二十五》

现代法律中，如果犯人确有某方面利国利民的专长，经过审议后或许可以获得减刑，在古代也有这样的律法条例，犯人如果以获罪之身立功，可获得刑罚减免。唐朝就有一犯人，因为有治疗某种疾病的特长，竟然被豁免了罪状。

五代时期的《玉堂闲话》中记载了一则故事。唐末江南一带，物产丰饶。当地大多是木材做成的房屋，且房舍聚集，如果不慎着火，成片的房屋都会被引燃，所以对于“纵火罪”的判罚非常严厉。若家中不慎失火殃及邻里，就是犯了重罪，当从重处罚。有一个名叫高骈的官员在任的时候，就发生了一起失火的案件。案情原也并不复杂，有一江湖术士在自家院子里修炼丹药，因为用火不慎，引起家中房屋失火，火势蔓延，很快就引燃了周边的房屋。最后因为火势太大不利灭火，所以上千户房屋都化为灰烬。术士因此被收监，审判之后将择期问斩。行刑前夕，术士对关押的官差说："我知道我犯下了弥天大罪，应该受到刑法的处置，我死不足惜。但是我有一项治病的绝技，如果在死之前可以将这个治病救人的绝技传授给别人，更多的人会因此而得救，我在九泉之下也能瞑目了。"官差知道高骈喜欢向有能之士讨教，求贤若渴，于是便连忙向高骈报告。

高骈听说之后，心想人之将死其言也善，如果术士真的愿意将治病救人的方法传授于人，那么也算是做了一件好事。于是他亲自下令暂缓行刑，并亲自召见了术士，问他擅长治疗什么疾病。术士说："我最擅长治疗麻风病。"麻风病是古时一种传染性疾病，感染者皮肤溃烂、眉须尽脱，原本就属极难治疗之病，眼前这个术士竟然会治疗麻风病？高骈心生狐疑，但是术士若真有绝技，贸然将其行刑，那么治疗麻风病的技法便从此失传，殊为可惜。高骈有心试探，便让手下去找来麻风病人前来让术士医治。下属很快带回一个麻风病患者，这个患者病情十分严重，已无治愈的希望，之后高骈将这个患者交于术士。术士将麻风患者单独安置在一间房屋里，然后让他饮用大量以乳香为原料做成的酒，烈酒入喉，不一会儿病人便不省人事。只见术士用利刃对患者施以外科手术，甚则从伤口中挑出一只长约两寸的虫。然后经过细致清创排脓后，用特制膏药敷在伤口处，再给患者服用了药物，最后嘱咐患者一些饮食和起居的禁忌。十天之后，患者的全身伤口都愈合了，一个月过去了，患者早已脱落的头发和眉毛竟然重新生长出来，皮肤肌肉光滑干净，就像是从未患过麻风病一样。最终高骈亲自下令免除了术士的罪责，并且让术士把治疗麻风病的方法公布于众，更多的麻风病人因此而得救。

孔子曰："三人行，必有我师焉，择其善者而从之，其不善者而改之。"一个江湖术士，用精妙的医术治愈了别人，最终也救赎了自己。在生活中，我们应该虚心向他人请教，取长补短。

12. 牛溲马勃——废物成金

玉札、丹砂，赤箭、青芝、牛溲、马勃，败鼓之皮，俱收并蓄，待用无遗者，医师之良也。

——唐·韩愈《进学解》

韩愈是唐朝的著名文学家、教育家，为唐宋八大家之首。《进学解》是韩愈在元和七年至八年（812—813年）间任国子博士时所作。文中韩愈假托向学生训话，勉励他们在学业、德行方面取得进步，学生提出质问，他再进行解释，故名《进学解》。文中引申出一个成语"牛溲马勃"，中医从业者大多知道马勃是一味清热解毒、利咽止血的良药，但是“牛溲马勃”的含义连很多中医学生也一知半解。

牛溲即牛溺（尿），马勃俗名马粪包，是灰包科真菌脱皮马勃、大马勃或紫色马勃的干燥子实体。二者都是低廉之物，但在中医人手中却能摇身一变，化为治病救人的良药，即所谓的“十字街头铺席开，牛溲马勃尽收来。等闲落在名医手，贵贱无非是药材”。韩愈以此来劝诫学生应该注意搜集生活中的毫末，以备不时之需，在学习中应该注意点滴的积累，不能因为有些知识无益于仕途便弃而不学。

中医药的特点就是“简效便廉”，“简”意指方法简单，或原料简备；“效”即指中医治疗多有良效；“便”指方便，中医很多治疗仅以寻常草药，甚或不拘于地点、时间，仅用爪掐、指按就可达到治病救人的目的；“廉”则是指价格低廉。古时人们生活困苦，金石之药或珍稀草药多需重金方可取之，然大多数中药都是寻常易得之物，甚则在田间地头随处可取，因此中药价格并不昂贵。正因为中医“简效便廉”的特点，所以中医药自古便有着极为深厚的群众基础。

一个优秀的中医应该在生活中搜集可入药的物品，以备不时之需。当然，时至今日，中药材规范且丰富，已不需医者自备药材了。勤俭节约是中华民族的传统美德，而“牛溲马勃”正是节约和“废物利用”的典型表现。生活中许多寻常之物都是中药，比如风中飘散的蒲公英、田地里生长的马齿苋、池塘边的鱼腥草，甚则是泥土里的蚯蚓和蜈蚣都能在医家手里发挥巨大的功用。在生活中我们也应该更多地学习一些技能或知识，以备不时之需。

六 宋金元时期

1. 不龟手药——一瓶护手霜相关的封侯之路

人生各自有穷通，世事宁论拙与工。
裹马革心空许国，不龟手药却成功。
早朝玉勒千门雪，夜坐蓬窗万壑风。
借得奇书且勤读，小儿能续地炉红。
——南宋·陆游《寓叹》

我国著名爱国主义诗人陆游，曾在诗歌中感慨自己一腔热血却报国无门，而有人竟凭借“不龟手药”获得了成功，与上文的“牛溲马勃”一样，“不龟手药”也是从中医药文化中得来的一个成语。

最早关于“不龟手药”的记载来自《庄子·内篇·逍遥游》，庄子是我国战国时期有名的文学家、哲学家，也是道家学说的主要创始人之一，庄子经常用一些小故事来说明哲学问题。如该篇记载了惠子与庄子的一则对话，惠子意在讥讽庄子的学说大而无用，便以“大瓠之种”举例。惠子对庄子说：“魏王送给我葫芦的种子，我把它种到成熟，结成的葫芦很大，有五石的容积。用来盛水和饮料，它的坚硬程度却禁不起举。剖开来作瓢，却因太大而没有适于它容纳的东西。因为它没有用处，虽然它足够大，但我还是把它打破了。”

之后庄子便举出了“不龟手药”的例子。春秋时期宋国有一个人祖辈以浆洗（帮别人洗衣服）为生，因为双手长期在水中泡，于是变得浮肿不堪，一到冬天就干裂，疼痛异常。为了应对这种麻烦，他便在生活中细心搜集药方，终于研制出了一种防治手部皮肤皲裂的药物。在冬天擦上该药之后，无论天气再寒冷干燥双手也不会干裂。久而久之此药便有了名气，附近邻居若有手干裂的都前来讨用，用之确实有良效。这件事情后来被一个商人知道了，商人出价千金来购买“不龟手药”的配方，宋人浆洗原本就为养家糊口，有人花高价买这个无足轻重的“护手霜”配方，他自然乐而相授。商人无非以小博大，用小成本的东西卖出高价，可是他不惜重金购买一个小小的配方，到底能获得多大的好处呢？

商人得到配方之后并未制作销售，而是把它献给了吴王，言说若吴越两国开战，越国边境天寒地冻不利于己方，水战之中士兵们若双手干裂疼痛异常更是无法握住兵器，如此一来谈何取胜。后来吴、越开战，吴王命士兵用商人提供的药物，士兵们用了之后果然没有因为双手干裂的原因导致非战斗减员，战争胜利之后吴王便将商人封为王侯。

商人以一瓶小小的“护手霜”走上了封侯之路，也难怪陆游感慨“裹马革心空许国，不龟手药却成功”。可见世界上没有无用之物，无用的东西只是因为没有用在合适的地方，发挥它的最大作用罢了。正如人们常说的，生活中不是缺少美，而是缺少发现美的眼睛。

2. 水草爷医马，封侯不自傲

病马万余，病则需治，无病则防。外敷服药慢不救急，调草药六七味，沸水烹之，倾之河中，驱无病马先浴饮之，后驱病马浴饮之，日一次，约四五日，六七日马愈。

——《广禅侯传记碑》

在山西阳城县山头村有一座寺庙，它虽历经战乱而残破，但在当地人心里，它却具有很高的地位。这个寺庙名叫“水草庙”。什么？还能以水草为庙吗，庙宇里莫非供奉的是水草？非也，水草庙里供奉的是水草爷常顺，其曾被朝廷敕封为广禅侯。既是广禅侯，为何后人不以封号为庙，偏以看似毫不相干的水草命名？掩埋在金戈铁马历史下的，是一段异常传奇的故事。

北宋政和四年（1114 年），金太祖阿骨打在平阳一带与宋兵大战，这场战争整整打了一年多，相持不下。长久地鏖战，又加上连绵的阴雨，宋军疲惫不堪。所谓福无双至，祸不单行，偏偏这个时候宋军的战马群中爆发了一场瘟疫，马厩中战马嘶鸣，全身布满白灰斑块，有的奔走惊窜阵阵嘶鸣，有的甩尾打身回头撞脖，哪里还有半点战场上的驰骋模样。金国军队骁勇善战，宋军唯有最精锐的骑兵才能与之抵挡，而今战马患病，如果不能及时逆转这一颓局，后果不堪设想。于是宋军暗中派遣暗探，在当地寻找可以医马的兽医。经过数日寻访，暗探在今山西阳城县听闻当地有一名兽医名叫常顺，医兽之术了得。于是经过多方打听，终于找到了常顺。常顺虽是一介乡村兽医，但听闻两军交战，也愿意为朝廷尽力，以共御外敌，于是欣然前往。到了军队一看，宋军战马神志恍惚，情况不容乐观。但常顺到底见多识广，经过诊断之后，他认为战马是患了“族蠡”病，即现今的蚧癣病，属寄生虫病。

诊断既能够明确，自然有医治之法。常顺对宋军将领说：“这是一种非常罕见的疾病，几十年流行一次，如果一旦发生，就会在兽群中大肆传染，一旦传染开来，便不容易医治了。我有一法，用烈性狼毒和其他草药配伍，用猛烈的药物治疗这类发作急速的疫病，一定能够治愈战马。”宋军将领闻之，十分振奋，于是忙请常顺医治战马。常顺虽有医马之法，但是此时患病的战马已有数万匹之多，要熬制多少药汤，才能医治这么多的战马啊？常顺经过深思熟虑，终于想到了一个绝佳的办法，他将熬制好的草药全部倒入河里，把河水变成药汤，然后先把没有传染的马匹赶到河里洗澡，随后是有病的马匹连洗带饮，每天一次。

几天后，灰斑脱落，战马竟然痊愈了。战马复健之后，宋军士气大振，乘势出兵，大败金军。

战争过后，朝廷论功行赏。宋军将领不敢独自贪功，将常顺医马之事悉数告知于宋徽宗。宋徽宗闻言大喜，当即颁旨钦封常顺为广禅侯，并赐金冠、蟒袍、玉带，作为对常顺战功的嘉奖。除了这些殊荣，皇帝还派钦差大臣带圣旨、御酒到阳城县山头村慰问常顺。

消息一经传出，小县城就炸开了锅，众人纷纷去常顺家拜见“广禅侯”。常顺被封侯之后依然如常，他将蟒袍、玉带挂于门后，依然是以前的模样，衣着鄙衣粗布地奔走于牲圈之间，为人们排忧解难。几十年之后，元太宗微服私访山西，听闻常顺医马之后获封侯爵却并不自傲的故事之后十分感慨，立即敕令建立水草庙，以供后人凭吊。

西方有句谚语——失去了一颗铁钉，丢了一只马蹄铁；丢了一只马铁蹄，折了一匹战马；折了一匹战马，输了一场战争；输了一场战争，亡了一个帝国。可以想象，若不是常顺以高超的医术治好了宋军的战马，宋金之战中宋军将会面临多大的困境。

常顺原本为一介草民，因以含药草之水治愈战马被封为广禅侯，当地人为了纪念他，尊称他为水草爷。常顺被认定为中国历史上授官最高的一位兽医，也是唯一被钦封为侯的兽医。所谓术业有专攻，常顺虽为兽医，但他依然秉持着医者仁心的情怀，在国家危难之际，奉献了自己的力量。在获封之后，并不居功自傲，也难怪在千百年之后，水草爷的故事依然口耳相传。

3. 史堪医“食挂”，妙语解《素问》

君之疾，正在《素问》经中，名食挂。凡人肺六叶，舒张如盖，下覆于脾，子母气和则进食，一或有戾，则肺不能舒，脾为之蔽，故不嗜食。《素问》曰：肺叶焦热挂。

——北宋·张师正《括异志》

史堪，字载之，宋代医学家，眉州（今四川眉山）人。政和年间（1111—1118年）进士，官至郡守。史载之精于医书，治病必依古方，遣方用药治疗疑难杂症多有奇效，因治愈了朱师的“食挂”和蔡京的“便秘”而名噪一时。

朱师是眉州的名士，和史载之是老乡。在他三十岁的时候突然患了一种怪病，什么怪病呢？吃不下东西，莫说吃到荤腥了，即便是闻一下油腻的食物就马上呕吐不止。如果朱师是个妇人的话，此病倒可以考虑是早孕反应，妊娠呕吐，是妇女怀孕早期的常见症状。但朱师是个而立之年的汉子啊，因为不能正常饮食，自然是身体亏虚异常，日渐消瘦，他的家人只有每天煮粥喂他。找了许多医生来治疗，众医纷纷摇头叹息，束手无策。后来朱家人找到了老乡史载之，请求诊治。史载之诊断之后，神色泰然，仿佛胸有成竹。患者家属已经是心中惶惶，如今看史载之淡定的模样，朱家人心中的大石头终于落了地，忙请史载之治疗。

史载之愤愤地说："这些个医生，平日不能潜心攻读医书，深入学习医理，竟然希望能治疗好患者的疾病，这不是痴人说梦吗？可悲可叹！你（指朱师）的疾病，刚好在《素问》中可以找到原文，这种疾病啊，叫"食挂"。正常人的肺可分为六叶（古代中医对于解剖的认识），收缩的时候就像是盖子一样，把脾脏盖起来，肺在五行属金，而脾在五行属土，土生金，脾脏之气可以养护肺脏，如果脾脏和肺脏的功能正常，则饮食正常，一旦有一脏出现异常，那么就会吃不下去东西。"阐述完医理，史载之用心写了一张处方给朱师，朱师忙令人去买药来煎服。三日之后，朱师看到别人吃肉觉得特别香，于是家人赶紧拿来些肉给他吃，他终于又体会到了大口吃肉的痛快。

还有一则病案，太师蔡京患了便秘之症，众医难愈，求治于史载之。史载之用紫菀清宣肺气，最终治愈了蔡京的便秘（中医认为，肺与大肠相表里，因此大肠有病可从肺进行治疗；相反，如果肺出现问题，也可以从大肠治疗）。

史载之医术精妙，他将毕生的医疗经验加以总结，撰成《史载之方》，即后世的《指南方》，该书不但对医学理论的阐述十分深入，而且记载了许多翔实有效的医方，对于涎证和痢证的论述尤为详尽。《四库未收书目提要》称该书"其于诸病各推其因证主治之法，精核无遗，较诸空谈医理者，固有别焉。又此书重视脉诊，颇多发挥"。

4. 何澄治疾不求报

何澄一夕梦入神祠，判官语之曰：汝医药有功，不于艰急之际，以色欲为贪，上帝令赐钱五万贯，官一员。未几月，东宫疾，国医不能治，有诏召草泽医，澄应诏进剂而愈。朝廷赐官赐钱，一如其梦。

——清·陈梦雷《医术名流列传》

何澄，是宋朝的一位民间医生，生卒年不详，师从何人已无可考证，他是一位医术精湛且医德高尚的医者。

北宋徽宗宣和（1119—1125年）年间，一天何澄正在家中阅览医书，家中突然来了一位求诊的妇人。患者并不是这位妇人，而是她的丈夫。据妇人描述，她的夫君因求功名用功过度，日久患病，久病缠身，为了给他治病，家中已一贫如洗，但夫君的疾病却越发严重。妇人边说边哭泣，何澄听罢赶紧收拾药箱，准备随妇人同去治疗。正欲出门时，却见妇人并不动身，且面露难色，似有难言之隐。何澄见状，便问妇人缘由。妇人叹道："何医生您有所不知，为给夫君治病，我家已无多余的积蓄，如今请您上门医治，我无以为报，如果您不嫌弃的话，我愿以身侍奉，以报答您的救命之情。"何澄瞪大了眼睛，义正词严地说道："娘子（宋朝时对已婚妇人的称谓）何出此言？治病救人本来就是天经地义，请你放心，我为你夫君治疗疾病，并非为了钱财，而是为了履行一个医者的本分，请你万万不要再说

‘以身相报’的话，我若有非分之想，就算没有遭受世人的唾弃，也一定会有鬼神谴责的！”何澄到了病人家中之后，用心为其诊治，不几日就治好了患者的疾病。

有一天晚上，何澄做了一个奇怪的梦，梦到进入了一座寺庙，有一判官对他说：“你治病救人，积累了许多阴德。并且你没有在别人危急的时候，以医人为要挟，贪图别人的美色。现在上天让我赏赐给你五万贯铜钱，并赏赐你入朝为官。”何澄梦醒之后，不以为然，仍旧忙于诊务。

几个月后，宫中太子患了重疾，御医们无计可施。于是皇帝命人在闹市中张榜求医，恰被何澄看到，何澄便揭榜进入宫中为太子诊治，最终治愈了太子之病。皇帝为了感谢何澄，赏赐给他一笔酬金，并封他为医官，与梦中判官所说一致。

俗语说，人在做，天在看，结善因，得善果。何澄一心诊治患者，并未乘人之危，体现出他高尚的医德。后来他因为医术精妙被朝廷重用，也算是上天给他的“福报”。何澄高尚的医德，值得医疗从业者们学习。

5. 这个医生有点狂——窦材

后人得此，苟能日夜勤求，自能洞贯其理，以见余言非谬。至若贤良忠正，孝子仁人，再为广布，俾天下后世，上可以救君亲，下可以济斯民。

——南宋·窦材《扁鹊心书》

历史上名医大多谦逊，若病人称赞医生为再生扁鹊或再世华佗，医家往往谦辞，并不以功高自居。然则在宋朝有一“狂人”，其治病手段独特，善于用艾灸治疗重病，他曾说：“历史上有三个扁鹊，上古扁鹊者，扁鹊也；中古扁鹊者，秦越人也；当世扁鹊者，大宋窦材是也。”先秦至宋，名医多如恒河沙数，但是以扁鹊自居者绝无仅有，窦材之“狂傲”并非毫无依据，他在中医学尤其是针灸学的发展中，有着举足轻重的地位。

中医不是慢郎中，在窦材那里多次得到验证。窦材擅长重用艾灸治疗急病、大病，前人大多认为每穴位艾灸 3 ～ 9 炷，多则 21 炷，但窦材治病多以百壮计，治疗一些沉疴旧疾动辄千壮，殊为可叹。扶阳之法，灼艾第一，他认为人体以阳气为本，阳气充盛则不病，阳气亏虚则百病丛生。在《扁鹊心书》中他记载了一个艾灸养生的故事。

有一个叫王超的人，年轻时出身行伍，后来退伍后落草为寇，他因犯罪被官府通缉，后来官府顺利将他捉拿归案。审判之时，问其年龄，王超说其已有八十余岁。在场之人无不惊诧，堂下之人面色红润，孔武有力，哪里像是八十多岁的样子？王超解释说自己之所以没怎么衰老并非驻颜有术，而是年轻时从道士处学到了养生之法，每年夏秋之际艾灸关元上千壮，久而久之身体便变得轻盈，身体较往日更为强壮。

古人传授医术大都悉心寻求好学后进，一般在详细考察完对方的德行之后才会将医术教授于他，此之谓“至人可传授，匪人莫浪说”。王超习得养生之法，原本可养护身体，力所能及时甚则可治病救人，然其误入歧途，徒有一身养生保健之法却行为不端，最终坠于法网，可叹可惜。然窦材以此举例，证实艾灸确有养生祛疾之功效。他在《扁鹊心书》中记载艾灸治疗疾病多达数十种，内科疾病、外科痈疽皆可用之。他提倡着肤灸（即直接在皮肤上放置艾炷进行艾灸，使皮肤化脓，故又称化脓灸），现代医学证实化脓灸可通过调节免疫功能，对人体多种疾病有确切的治疗作用。医理方面，他修订了前人的谬误，扩大了一些穴位的适应证，被视为扁鹊学派的传承人之一。窦材为缓解患者艾灸时疼痛，还发明出“睡圣散”，该药被视为华佗之后又一麻醉药，书中载录了详细的制备方法，成为中医麻醉的珍贵史料。

窦材之“狂”并非夜郎自大，书中艾灸之法至今仍有验于临床。他在书中说：“余因恐遭天谴，不敢自私，刊刻流传，愿仁者勿拘成见而屑视之，斯幸矣。”一个“狂妄自大”之人，竟谦卑地请有识之士不要拘于成见而对灸法等闲视之，看来在他狂放的外表之下，仍有一颗救死扶伤、拯疾救凶的拳拳赤子之心。也正因为他的“狂”，使后世更加关注到艾灸治疗急性病、重症的优势，扁鹊学派之灸法也因此大行于世，造福百姓。

6. 儿科之圣——钱乙

乙始以《颅囟经》著名，至京师视长公主女疾，授翰林医学。皇子病瘛疭，乙进黄土汤而愈。神宗召问黄土所以愈疾状，对曰："以土胜水，水得其平，则风自止。"帝悦，擢太医丞，赐金紫。

——元·脱脱等《宋史·方技》

儿科疾病一直被认为是最难诊治的疾病，不是因为疑难杂症多，而是因为小患者容易哭闹，不易配合的缘故。对于医生来说，小儿因为表达不利，所以不能顺利地问诊。小儿脉象又与大人不同，因此不能应用常规切脉的方法诊治小儿疾病。除此之外，小儿用药若稍有差错，病患父母动辄"兴师问罪"，因此部分医家将儿科视为畏途。但在我国宋代，有一位医生专研儿科四十余年，上至皇室宗亲，下至平民百姓，无不对他的医术啧啧称赞。他精研经方，自拟的六味地黄丸时至今日仍然畅销于各大药房。他就是被后世称为"儿科鼻祖""儿科之圣"的钱乙。

小钱乙童年遭遇十分不幸，父亲在他三岁的时候就离开了家，之后便杳无音讯，母亲也在他孩童时便过世了。幸运的是，小钱乙的姑父收留了他，又教会他读书写字。他的姑父业医为生，为了小钱乙长大后能在社会上立足，又教了他医术，成了钱乙医学路上的启蒙老师。幼时的经历使钱乙发奋读书，他醉心于医学，广泛从各类医书中汲取精华，在年轻时便有了医名，后来又因为他有感于小儿患病多“脉难以消息求，证不可言语取者，襁褓之婴，孩提之童，尤甚焉”，于是又投入到小儿疾病的研究之中。

有一天，宫中的一名皇子患了惊风之病（惊风是一种急性发作的疾病，如果处置不当，轻则肢体受伤，重则可能会有性命之虞，主要的症状是手足抽搐），宋神宗连忙命太医前来诊治，但是几服药下去之后，皇子的病情并没有好转，之后宋神宗想起了曾经治好长公主疾病的钱乙，于是便派人将钱乙请来。钱乙经过详细诊察后，判断皇子患病的病因是肝风内动，于是便开出了一张方子。宫中太监一看方子，还以为是钱乙开错了处方，原来处方上面竟写有灶心黄土。黄土还能治病？内侍们虽心有疑虑，但还是按照方子取来了黄土和其他药物，煎好之后喂皇子服下，皇子的疾病很快就好了。皇子病愈之后，宋神宗带着心中疑惑问钱乙：“黄土为何能治疗皇子的疾病啊？”钱乙这才向皇帝详细论述了皇子的发病机制和黄土治疗这种疾病的原因。神宗听完，大为叹服，高兴之余便赏赐了钱乙一些金帛，从此之后王公贵族但凡有病，都会延请钱乙前来诊疗。

钱乙“专一为业，垂四十年”，在诊疗过程中认真剖析了小儿生理、病理特点，进而创造性地提出了小儿诊断、儿科用药的方法和规律，他的学生把他治疗儿科疾病的经验收集起来，编著成《小儿药证直诀》，这本书一直被后世儿科学者奉为圭臬。《四库全书》称赞钱乙为“幼科之鼻祖，后人得其绪论，往往有回生之功”。

7. 妇女之友陈自明

医之术难，医妇人尤难，医产中数症，则又险而难。

——南宋·陈自明《妇人大全良方》

我国医学分科自周朝始，周朝分列各科，设食医、疡医、疾医、兽医，是我国乃至世界上最早的医学分科。当今医院分科较为科学详细，一般医院皆有儿科、妇科、骨科、内科、外科等科室，科室分工便于医生钻研某科，也为患者就诊挂号提供了方便，如妇科疾病一般仅需去医院妇产科，接受更专业的妇科诊疗。但是在很长一段历史时期中，由于历史局限性和男女有别意识的限制，并未有专门的中医妇科。妇科疾病多为隐疾，古代妇女大多会因为有心理负担而羞于就医，若不幸生病，大多只有自己默默忍受。但在宋朝时期，这一现象有了转机。

宋朝时有一个人叫郑虎卿，原本家庭和睦，妻子也怀有身孕，可是最近家中却愁云密布。原来郑虎卿怀孕的妻子患了一种怪病，每天一到中午就会莫名感到悲伤，然后痛哭流涕，不能自止。郑家原本夫妻之间并无罅隙，因此他妻子“怪病”的发作并无明显诱因。郑虎卿爱妻心切，便央求了很多的医生来家里诊治，但是却没有任何的效果。他甚至怀疑是鬼神作祟，请巫师来家里祷祝，不过依然毫无寸效。这可难坏了郑虎卿，原本应该是和和美美的一家，现在每天沉浸在悲伤之中。有一天郑虎卿收到了一个口信，说古人称这种疾病为脏躁（主要表现是悲伤不能自止，中医认为血虚不能养神，心神不安便会导致悲伤），可以用大枣来治疗。郑虎卿如获至宝，马上借来了很多的医书查阅，果然发现书中有关于此病的记载，然后按照书中所载录的方子——甘麦大枣汤治疗他的妻子，他妻子的疾病霍然而愈。郑虎卿高兴不已，高兴之余四处打听恩公身份，他欲携家眷当面登门道谢。这一问不打紧，托人传口信的竟然是个十四岁的少年，名叫陈自明。小小年纪竟然对医术有如此深厚的研究，自此陈自明“口信救人”的故事便在乡邻间传为美谈。

陈自明家族中三代行医，他自小便受到了父亲的教导，耳濡目染下对医学产生了浓厚的兴趣。攻读医书过程中，医术日有进益，因此年纪轻轻便颇有医名。后来在临床工作中，因为感到古人在妇科疾病方面并无专门的论述著作，于是便在工作中留心搜集妇科验方，结合家传医学最终编著成了《妇人大全良方》。

《妇人大全良方》是我国现存最早系统论述妇产科学的专著，书中对带下、月经、胎产等妇科常见疾病治疗进行了详备的分类和翔实的载录。该书内涵丰富，理法方药备至，诊治妇科疾病之法十分充实，有内服、外用、纳药、栓剂、外治等不同治疗方法，有些现在仍用于临床。陈自明在中医妇科学中有着举足轻重的地位，他的妇科学术思想为后世中医妇科学的发展奠定了良好基础。

8. 模具大师王惟一

昔倅襄州日，尝获试针铜人，以精铜为之，腑脏无一不具，其外俞穴，则错金书穴名于旁，背面二器相合，则浑然全身。盖旧都用此以试医者。其法外涂黄蜡，中实以汞，俾医工以分折寸，按穴试针，中穴，则针入而汞出，稍差，则针不可入矣，亦奇巧之器也。后赵南仲归之内府，叔恭尝写二图，刻梓以传焉，因并附见于此焉。

——南宋·周密《齐东野语》

2010年，中医针灸成功入选联合国教科文组织人类非物质文化遗产代表作名录，中国针灸学会和中国中医科学院针灸研究所在申报书中写道:“作为该遗产世代传承的见证，创制于宋代的铜质针灸穴位人体模型等，是传承习得中医针灸的重要参考，至今依然为该遗产的存续与再创造发挥着重要作用。”2017年1月18日，习近平主席向世界卫生组织赠送“针灸铜人”。针灸至今为世界人民的健康发挥着巨大作用，而针灸铜人作为中医送给世界的礼物，也吸引了众多关注的目光。

北宋时期，针灸学发展迅速，但是古书中穴位烦琐而且时有差错，因此在临床上经常会造成“同穴不同位，同位不同名”的问题。为了解决这个问题，太医王惟一数次向皇帝上书，请求重新编著校正针灸专著。这一日，正在忙碌的王惟一突然接到了皇帝的批复，大致意思如下：“古代的医术经文语义深奥，不利于后世学习，人体上的经络不够直观，用心研究不如观测实体，如果能研制出针灸模型，那么学习针灸就会简单多了。”宋朝君王多重视医术的传承，宋仁宗为了让后世医家更加直观地学习针灸腧穴的定位，命王惟一牵头铸造针灸铜人。这是一项艰难的任务，历朝历代并无针灸模型的实体可以参照，铜人的制作难度可见一斑。

王惟一亲自构思，制定图纸，并邀请了一批能工巧匠共同制作。起初，王惟一打算将铜人设置成实心，但后来工匠提出，实心不利于搬运，如果将铜人铸造成空心的，里边可以按照真人比例放置特制的脏腑，王惟一采纳了这个建议。他与工匠同食同寝，经过了成百上千个日夜的不懈赶工，终于完成了这个艰巨的任务，铸成了针灸铜人两尊。

针灸铜人与真人身高一般无二，外实内空，内储水银，穴位处中空并用黄蜡封住，旁边篆刻名称。如果用针刺到穴位，则针可顺利扎入铜人，并且流出液体。这不仅是一个针灸模型，更像是一个光彩夺目的艺术品。仁宗皇帝大为赞赏，命人将一尊铜人矗立于医官院，作为针灸教学和医官选拔考试之用，另一尊铜人放置在大相国寺仁济殿，无论何人均可前来观瞻学习。

宋朝的铸造业、手工业极其发达，这两尊铜人便是代表作之一。时代更迭，这两尊铜人一直屹立不倒，可惜最后佚于战乱。明清两朝通过史料记载，都曾仿照宋朝王惟一所设计的铜人重新铸造，现存于世的大多属于明清时期。今人虽无缘得知天圣铜人的真实面貌，但王惟一和他铸造的两尊天圣铜人，已成为文化符号，被烙印在中国针灸发展的宝鼎之上。它们是工业和中医学的完美结合，是中国智慧的完美典范，是中医发展史上具有代表性的文化符号，是中国针灸桂冠上最为璀璨的明珠。

9. 不为良相，便为良医

范文正公微时，常诣灵祠求祷，曰："他时得位相乎？"不许。复祷之曰："不然，愿为良医。"亦不许。既而叹曰："夫不能利泽生民，非大丈夫平生之志。"

——南宋·吴增《能改斋漫录》

范仲淹是北宋著名的文学家、政治家。他倡导的"先天下之忧而忧，后天下之乐而乐"思想和仁人志士节操，对后世影响深远，是中华民族"士大夫"精神的最佳诠释，也是儒家仁人风骨的集中体现。鲜为人知的是，范仲淹与医学也有着深切的关系。

据南宋名士吴增所著，范仲淹在落魄时曾在寺庙问卜，希望能得到一些解答，他先问道是否可以成为一名宰相，得到了否定的卦象，又问是否可以成为医生，回答依然是否定的。范仲淹不禁感叹："无法成为宰相也就罢了，若成为医生的志向也无法满足，我将来如何实现平生之志呢！”封建社会医师地位并不高，如韩愈在《师说》中说：“巫医乐师百工之人，君子不齿。”医师在封建社会仅被归于“工”之流。又因“万般皆下品，惟有读书高”，所以读书人苦读经书只为求取功名，获得更高的社会地位。因此有人不解问他：“人人都想成为宰辅，把汲取功名当作唯一的目标。为何你却说若不能成为宰辅，希望成为一名医生呢？”范仲淹回答道：“成为宰相是为黎民谋福利，而成为医生能为人们解除病痛，如果不能成为宰相，我宁愿成为一个医生。”这便是“不为良相，便为良医”的由来。千百年来，这句话被读书人视为精神食粮，后世的许多医家都是从科考转而从医，最终成为治病救人的医生。

范仲淹一生致力于为民谋福祉。据史料记载，宋庆历三年（1043 年），范仲淹任参知政事时，有感于当时社会上医生少、水平不高、医疗事故多的现实，认为这是国家对医学不够重视所致。因此，他在给朝廷的奏议中写道：“《周礼》有医师掌医之政令，岁终考其医事以制其禄，是先王以医事为大，著于典册。”他提倡大力推行医学教育，以提高医师执业水平，如他在奏折中写道：“选能讲说医书三五人为医师，于武成庙讲说《素问》《难经》等文字，召京城习医生、徒听学，并教脉候及修合药饵。其针灸亦别立科教授，经三年后方可选试，高等者入翰林院充学生祗应。”行文中言辞恳切，言语中的，庆历四年（1044 年），该提议被正式执行，政府从太医院中选派医术精湛的名医，然后派他们培训民间医师，这种方式类似于现今医科类高等教育。在范仲淹的推行之下，有宋一朝中医医师的医疗水平有了较大的提升，医学教育也得到了规范发展，为金元时期中医学的发展奠定了基础。

范仲淹对于医学也颇有研究，他熟读《黄帝内经》，熟于医理，精于医术。据史书记载，他以硫磺涂抹治疗韩琦牙痛，自拟“花蛇散”治疗友人尹洙的暑热之证。只是在机缘巧合之下，中华文明史上多了一位殚精竭虑为民谋福祉的“清官”，少了一位仁心仁术妙手拯灾厄的“名医”。

范仲淹并未走上医学之路，但却做了大量推行医道的事，推动了中医学的发展。治国如医人，范仲淹的一生都在医治大宋帝国之“弊病”，力图通过施行新政使政权更为牢固。虽然并不以医名著世，但范仲淹“先天下之忧而忧，后天下之乐而乐”以及“不为良相，便为良医”之论，便是为迷茫攻读经书的读书人开了一剂最好的“兴奋剂”，激励了无数的读书人。

10. 心理医生张子和

悲可以制怒，以怆恻苦楚之言感之；喜可以制悲，以谑浪亵狎之言娱之；恐可以制喜，以迫遽死亡之言怖之；怒可以制思，以污辱欺罔之言触之；思可以制恐，以虑彼志此之言夺之。

——金·张子和《儒门事亲》

金元时期名医辈出，医学学术流派呈百家争鸣之势。张子和是金元四大家之一，他善用攻法治病，被后世称为“攻下派”。他除了善于治疗内外妇儿各科，亦精熟于心理疗法，即不用药饵针刺，仅以改善患者情绪来治疗疾病。张子和情志疗法内涵丰富，医理详述，是现代研究心理学的重要史料。张子和所著《儒门事亲》中有许多调节情志治疗疾病的医案，特择一二以飨读者。

有个叫卫德新的人，他和妻子一次外出在旅店住宿，当晚碰上一群强盗抢劫，妻子吓得惊颤不已。从此以后，哪怕一点轻微的声响，她也会昏倒在地，不省人事。卫德新爱妻心切，请了许多医家前来诊治，内服了很多的药物，但还是毫无寸效，如此拖了一年之久，后来听说张子和尤其善于治疗此类疾病，便邀请他前来诊治。

张子和经过细心观察、分析后，认为此病病因在心胆气虚，由惊吓而得，应采取心理疗法。他让卫家两名侍女抓住病妇的两只手，将她按坐在高椅上，然后在她的面前放一张桌子，张子和指着桌子说道：“请看这里！”话音未落，“砰”的一声，他用木棍使劲打在桌子上。卫氏见状大惊，几欲昏厥。张子和笑着说：“我用棍子打桌子而已，这有什么好怕的？”待她心神稍定，张子和又敲打桌子，这回她果然不那么惊怕。张子和又接着用力敲桌子，并用手杖敲门，暗中让人划病妇背后的窗户纸，卫氏开始觉得惊吓，后来渐渐稳定，笑问道：“这也是治疗疾病的方法吗？”张子和回答说：“惊者平之，受惊多半是因为未有准备而突然受惊，如果对于一件事情司空见惯自然就不会惊惧了。”卫氏若有所悟。当晚，张子和又派人敲打病人的门窗，通宵达旦地造出声响来惊吓她。再看酣眠的卫氏，哪里还有半点惊惧的样子。从此以后，卫氏再也不害怕声响了，听到雷声也安然处之。

吴敬梓的《儒林外史》中记述的“范进中举”，因中举过喜而致使“过喜伤心”，导致心气大伤损伤神志，其岳父胡屠夫打他一记耳光而治之，就是运用“恐胜喜”的情志疗法来治疗因过喜引起的疾病。在《儒门事亲》中还有一则以喜治悲伤过度的医案。

息城有一位在任的官员，听说家中老父为贼人所戕害，悲伤得难以自已，大哭许久，大哭之后便觉心痛。日子一天天过去，官员心痛的症状却有增无减。一个月后，这个官员的胸腹部位出现了一个硬块，隔着皮肤便可以触摸得到，形状像是一个倒扣的杯子，患者每日疼痛不已。他的家人请了很多医生前来诊治，吃了很多药并无好转，有医生建议用针灸的方法治疗，但是患者畏惧疼痛，于是转而求助于张子和。张子和前来诊治的时候，刚好有巫师在旁边作法。张子和诊罢便有了办法，他做了一个令病家惊诧的举动，只见他学着巫师的样子，手舞足蹈，巫师说一句，他便学一句，甚则又加了许多逗笑的话语，病家一看这爆笑场面，哪里忍得住，但大声笑出来又恐怕有辱斯文，于是便将脸转过去对着墙壁憋笑。说来也怪，笑完之后，当时患者就觉得心痛的症状有所好转。两天之后，患者胸腹部位的积块已经消失得无影无踪了。

张子和在《儒门事亲》中记载的情志类疾病有五十多种，他总结分析了情志疾病的病因，并提出了相应的治疗方法，如患者若因为大怒而生病，医生可以用怆恻苦楚的话语，让患者感到悲伤，然后疾病便能痊愈；如果因为过于悲伤而生病，医生可以用一些令人发笑的话语使病人大笑。春秋时期，文挚巧计治疗齐闵王的疾病，而在金元时期，张子和将治疗情志疾病的经验加以总结，形成了专门的情志疗法学术思想。这些情志疗法的论述，至今对于心理疾病的治疗仍有积极借鉴意义。因此，将张子和称为中医中的“心理医生”。

11. 后发先至的朱丹溪

遂游江湖，但闻某处有某治医，便往拜而问之。连经数郡，无一人焉。后到定城，始得《原病式》，东垣方稿，乃大悟子和之孟浪，然终未得的然之议论，将谓江浙间无可为师者。泰定乙丑夏，始得闻罗太无并陈芝岩之言，遂往拜之。蒙叱骂者五七次，趑趄三阅月，始得降接。

——元·朱丹溪《格致余论》

《师旷劝学》云：“少而好学，如日出之阳；壮而好学，如日中之光；老而好学，如秉烛之明。”该文旨在劝诫人们无论哪个年龄段都应该养成好学的习惯，但最好在少年时就树立远大目标，如此才能实现人生价值。但在元朝，有一个中年人，到中年时方才拜师学医，数年的时间便凭借高超的医术和精湛的医学造诣开门立派，跻身“金元四大家”之列，他便是金元时期“滋阴派”创始人——朱丹溪。

朱丹溪童年生活坎坷，父亲在他很小的时候就去世了，母亲戚氏含辛茹苦将朱丹溪和他的两个弟弟养大。戚氏虽是女流，却把朱丹溪教导得颇具男儿气概，行侠仗义，好打抱不平。朱丹溪二十岁时，已成为里正（类似于现在的村支书）。他常仗义执言，敢于抗拒官府的苛捐杂税，因此在百姓之中颇有威名。若非命运作弄，凭借朱丹溪少时“日诵千言”的聪慧，成为一方父母官倒也不是什么难事。但在他三十岁时，意外发生的一件事改写了他的人生轨迹。那一年，他的母亲生病了，请了许多医生都束手无策，无奈他只有自己苦读医书，希望从医典医籍中找到治愈母亲的办法。功夫不负有心人，朱丹溪一边学习一边实践，终于在五年之后治愈了他的母亲。此时的朱丹溪并无意于医学，仍想在仕途上有一番作为，改善贫困人民的困境。后来在他的理学老师许谦的指导下，他终于悟得学医济世才能真正地造福贫困百姓，此时的他已两鬓微霜，步入不惑之年。

不幸的是，人到四十才找到人生的目标。幸运的是，朱丹溪终于确定了人生未来的方向。决心学医以后，他比从前更加努力地攻读医书。但古文多精微之言，若没有名师指导，想在医学上有一番作为谈何容易。于是他到处寻访名师，辗转到苏州、宣城、镇江、南京等地，只要听闻哪个地方有名医，便亲自赶去拜见。时间过得很快，几年又过去了，命运终于准备垂青于这个执着的中年人。泰定二年（1325 年），机会降临了。朱丹溪一日与好友陈芝岩（元代诗人）聊天，说起几年来的遭遇，未尝不有心胸苦闷之感，天下之大，竟无一名医可学。陈芝言听罢，提了一个建议："当今医术最高明者，当属杭州罗知悌是也。"朱丹溪听罢，马上星夜兼程前去拜见罗知悌，罗知悌能成全这个一心学医的中年人吗？

罗知悌并非寻常医家，他的师祖是前朝刘完素，他的师父是得道高僧荆山浮屠。罗集众家之长，对于张从正和李东垣学说能做到融会贯通，集当世医家流派之大成。恃才者多傲物，罗知悌性格孤傲，寻常人家求诊，他躺在内室的床上，徒弟们把完脉后进入内室向他汇报，他再将处方告知徒弟，如此高人岂能说见就见？因此朱丹溪的拜会自然遇冷，一次、两次、三次……每次得到"不见"的回答，朱丹溪似乎并不放在心上，雷打不动地每天去拜会（"十往返不能通"）。他的志向如铁一般坚定，朝闻道，夕死而已，如果能承蒙高人解除自己学医途中的困惑，那么这点小小的挫折又算得了什么？因此即使屡受挫折，他依旧保持着卑微的姿态，站在罗府门前，风雨不移。门童们看着这个奇怪的中年人，主人明明说了不见他，他却还在这里"死缠烂打"，于是便语气犀利地尝试将他赶走（蒙叱骂者五七次）。这一年朱丹溪已经近四十五岁了，一个四十五岁的中年人，年少时也曾意气风发、快意恩仇，如今蒙受几个年幼于己的门人谩骂，却面色不改，只因心中一个坚定的信念——跟名师，学医理。

三个月过去了，朱丹溪依然雷打不动地每天出现在罗府门前。有一天，罗知悌早起之后沐浴更衣，整理完衣冠后，请门人将门外的中年人叫进来。原来罗知悌暗中一直在观察朱丹溪，但是道不轻传，医术是救人之法，因此需要传授给心地善良且善于钻研医道的人，若轻易传授给等闲之人，则不利于医术的传承。罗知悌观察出朱丹溪意志坚定且志向远大，因此便打算与之见面。见面之后朱丹溪对罗知悌行以师礼。通过短暂的聊天之后，朱丹溪谈了自己的身世、成长过程及弃儒从医的经过，表明了自己对现实社会的看法和态度，也表达了对医学理论、临床问题的关心。一番谈吐颇得罗知悌的赏识，当即同意将朱丹溪收于门下。朱丹溪跟随罗知悌学习了一年半，这一年半的时间里，师徒二人时常讨论病案及探讨医道。罗知悌曾不止一次对人说道："我一生所学，幸亏有了彦修（朱丹溪字彦修），才不至于后继无人。"足见他对朱丹溪的重视。一年半后，罗知悌逝世，朱丹溪以师礼将他安葬，之后便回到了阔别已久的故乡。

朱丹溪中年才发奋学医，熟读中医经典，精于各家学说，又因为诚挚之心感动了罗知悌，得罗知悌亲传医术。朱丹溪在临证之中，并不囿于一家之言，不拘于一药一方，他在诊疗过程中发现"阳常有余，而阴常不足"，因此开创了“滋阴派”，确立“滋阴降火”的治则，倡导滋阴学说，对后世医家产生了深远的影响。

12. 名医葛可久，治病多奇策

吾吴天士叶先生凡治吐血证，皆祖葛可久《十药神书》，更参以人之情性，病之浅深，随宜应变，皆无不愈。

——日本·丹波元胤《中国医籍考》

葛可久，名乾孙，平江（今江苏苏州市）杉渎桥人，约生活在1305—1353年，是元代著名的医学家。葛可久家中世代行医，他的父亲葛应雷也是当地的名医，葛可久自小便跟着父亲学习医术，日有增益，很快就成了远近闻名的医生。很多医生治不好的病人，葛可久治疗之后总能收获良好的效果，因而后来他在大江南北皆有医名。葛可久熟谙刘河间、张从正之说，治劳损吐血诸证经验尤富，著有《十药神书》，载十个治疗虚劳吐血方。十个方其效如神，被后世很多医家奉为治吐血病之圭臬，由此可见葛可久是中医史上治疗痨瘵（肺结核）之名家。

葛可久医术精湛，而且甚重医德。他与朱丹溪生活在同一时代，是当世两位名医，人们常说“同行相轻”，但葛可久与朱丹溪却是很要好的朋友，他们经常在一起探讨学术问题，遇到难治之症，也常常相约一起诊治。浙江有一大户人家的小姐患痨瘵病，吐血非常严重，她的父母出高价寻医诊治。经过名医朱丹溪的治疗，病情大有好转，但小姐面颊红晕斑点始终难消。朱丹溪坦陈自己无力为治，便推荐了苏州名医葛可久。病家带着朱丹溪的信到苏州寻葛可久。葛可久见信后，随病家来到浙江，见过小姐后，便屏退他人，只留下小姐母亲及奶妈，说为小姐治病需要针刺胸部的穴位。小姐尚未婚配，再加上这种治疗方式鲜有听闻，患者母亲十分为难，但为了给女儿治病，最终还是同意了。经过葛可久针刺治疗，患者脸颊上的红晕斑点终于消失。主人厚礼相谢，葛可久将功劳推给朱丹溪，说朱丹溪医术高超，已经将患者的病基本治好了，自己只是扎了几针而已，病人痊愈就是最好的报答，哪能贪求别人之功和钱财呢。

葛可久治病神效，治法也多别出心裁，他曾用土治疗了两位患者的怪病。据《霏雪录》记载，在葛可久同乡中，有一个富人家女子，年龄约十七八岁，突然患了四肢痿痹，最后甚至不能自己吃饭，而且眼睛无神。家人十分担忧，因此请了许多的医生治疗，但这个姑娘所患之病，很多医家闻所未闻，又如何能治疗呢？于是在众人的推荐下，病人家属找到了葛可久。

待葛可久到了病人的家中，看完病人之后，笑着说：“这病治起来十分简单。”众人看葛可久心有成竹，便急切地等葛可久开具处方。但葛可久并未唤人准备笔墨纸砚，而是在屋中走来走去，众人十分不解。葛可久在房间中走动了一会儿，然后让病者的家人将病者房屋中所有的香奁流苏（即化妆品和香料等装饰之物）全部拿出去，并且让他们把地板挖开，在屋中挖一个一人大小的坑。众人虽面面相觑，但仍然按照葛可久所说照做。葛可久命人将女子放入土坑之中，关闭门窗，嘱咐她的家人等患者手足动了，再来找他。过了一段时间，那名姑娘的手足果然动了，她的家人忙去叫葛可久前来。只见葛可久给患者服了一枚药丸，到了第二天姑娘已经可以自行从土坑中出来了。众人不解，问葛可久这是何治法，葛可久这才解释了原因。原来这名患者平日嗜香，房中香气四溢，而气味过于芳香，则会伤及脾脏，脾主四肢，若脾气损伤，四肢自然就会无力。脾属土，土益脾，故用此法。患者的家人酬以重谢，但葛可久拒而不受。

还有一个奇案，有一个渔民生了个儿子，孩子生下来皮肤就不完整，众人都不知如何是好，刚好葛可久路过，众人向他求助。他让渔民在岸边挖一个坑，然后把孩子放在土中，身上先盖一层薄被，在薄被上再覆上一层细沙，嘱渔民每日如此，慢慢地婴儿身上长出了全新的皮肤。葛可久这才解释道："是因为孩子的母亲怀孕的时候一直在舟船上，久不登岸，患儿因不能禀受脾土之气才发此病。"

以土治病并非孤例，宋朝的钱乙就以黄土汤治好了王子的风动之病，但葛可久以土覆身，治疗奇病，实在匪夷所思。葛可久的精妙医术和高尚医德，为后世医家所效仿。

13. 脾胃很重要

脾胃内伤，百病由生。

——金·李杲《脾胃论》

《四库全书·总目提要》说：“医家之门户分于金元。”金元时期名医辈出，医家通过总结前人的学术经验，各立门派，这一时期的医学成就光辉灿烂，是中华医学史上璀璨的一页，对后世医家产生了深远的影响。《黄帝内经》云：“有胃气则生，无胃气则死。”在金元时期便有医家上承《黄帝内经》，对于“脾胃”的阐述极为透彻，因为脾胃在五行中属土，后世称之为“补土派”。补土派认为，人以脾胃为本，脾胃若病，百病丛生，代表人物是李东垣。

李东垣，名杲，今河北正定人。与许多名医悲惨的经历不同，李东垣自小便生活在一个富足的家庭，养尊处优，从小便受到了良好的儒家教育。在他二十岁的时候，他的母亲得了一场重病，他请了很多医生治疗，但都毫无效果，甚至还没有一个明确的诊断，他的母亲就不幸去世了。这件事给李东垣心中带来了极大的痛苦，为拯救无数像母亲这样的病人，他决定访名师，学医理。他听说燕赵张元素医名甚高，便携千金前去拜访，最终得到了张元素的亲传。

李东垣在济源为官时，当地流行一种“大头瘟毒”，发病者头目肿胀，疼痛异常，因为医书中并无这种疾病的描述，所以众医家束手无策，试投药物也多加速患者死亡，百姓无不惶恐，医家也无可奈何。亲眼看着一个个鲜活的生命如此消逝，李东垣抛下政务，废寝忘食，潜心研究治疗“大头瘟毒”的良方，最终拟成沿用至今的“普济消毒饮”，患者们服用之后，很快就痊愈了。李东垣为了拯救更多的人，便把这个处方刻在了木头上，将木头放置在人流聚集的地方，百姓尽可以随时抄取。越来越多的病人被治愈了，众人只道是神仙所授良方，便将木头上的方子又篆刻在石碑上，以造福后人。

李东垣为官之后，平时交往的多是一些上层社会有钱有势的贵人，他们养尊处优，膏粱厚味，所患疾病大多是脾胃疾病。除此之外，金元时期战乱频繁，百姓民不聊生，食难果腹，大多起居饮食没有规律，也很易伤脾胃。因此李东垣在诊疗过程中发现，即使辨证准确，药物也难以发挥作用，其原因不外脾胃功能损伤，药物无法通过肠胃将药效引至患处。因此，他十分重视脾胃功能的养护，对中焦脾胃的功能进行了深入的阐述。

李东垣晚年回乡著书立说，著有《脾胃论》《兰室秘藏》等，着重阐明了脾胃的生理功能，内伤病的致病、发病机理，以及鉴别诊断、治疗方药等一系列问题，丰富了中医学的理论，创立了脾胃学说，成为杏林一代宗师。

14. 苏沈良方

谪居黄州，比年时疫，合此药散之，所活不可胜数。

巢初授余，约不传人，指江水为誓。余窃隘之，乃以传蕲水人庞君安时。庞以医闻于世，又善着书，故以授之，且使巢君名与此方同不朽也。

——北宋·苏轼、沈括《苏沈良方》

宋朝多数皇帝都热衷于中医药，如开国皇帝赵匡胤亲自为其弟赵光义艾灸；宋太宗赵光义命大臣王怀隐编著大型方书《太平圣惠方》；宋朝第三任皇帝宋真宗亦精熟于方药，朝堂上亲自为臣子赠药，传为美谈。在这样的环境中，自上而下形成了浓厚的中医药研究氛围。宋朝中医药专著层出不穷，有大型官修医著，也有民间医家编撰的医著，但有一本医著尤为特殊，特殊之处在于此本医著的作者并非以医术传世，却留给后世一本传世医著——《苏沈良方》。

《苏沈良方》非一人所作，为北宋沈括所撰的《良方》与苏轼所撰的《苏学士方》两书的合编本。沈括是我国历史上有名的科学家，他在科学发展上有很大的贡献，如他创立了隙积术、会圆术，发现地磁偏角，改进浑仪，揭示共振现象等。沈括除了是科技人才之外，还是一名留心搜集医术、方剂的儒医，他在其著作《梦溪笔谈》中撰写了大量与中医药相关的医事，例如"苏合香酒"疗虚疾的故事。

太尉王文正体弱多病，总是抱恙处理公务。宋真宗对医药深有研究，听说他身体不好但仍然对待工作兢兢业业，于是便想帮王文正调治身体。有一次上朝，王文正仍然气色不好，宋真宗问了症状之后便当面赐他药酒一瓶，并关切地嘱咐一定要空腹饮用。王太尉自然如获至宝，皇帝心系臣子已是莫大殊荣，何况亲自赠药，哪里有怠慢之疑，于是便依真宗所嘱，空腹饮用御赐药酒。王太尉服用之后，顿时感到身体舒适，第二天精神大好，并在上朝之时向真宗道谢。宋真宗便向文武百官推荐说："此酒叫苏合香酒，能补气血、调五脏，可治疗外感和内伤疾病。"并告诉百官苏合香酒的制作之法。从此，苏合香酒有保健之功便在百官之中流传开来，上至百官、下至百姓，纷纷制苏合香酒以祛疾保健。

《苏沈良方》又一作者为苏轼，为唐宋八大家之一，是我国历史上著名的政治家、文学家、美食家。苏轼也精熟于医药，鲜为人知的是，他还是一位"抗疫"英雄。

按照宋史本传记载，苏轼至杭州赴任，谁料刚一到任就赶上大旱，古云："大灾之后，必有大疫。"一时间杭州城内饿殍遍野，疫病横发。苏轼为应对饥荒，多次向朝廷上书请求赈灾济粮，最终灾民的吃饭问题得到了解决。可更为可怕的是病魔，疫病传染快，病死率高，如果不能有力地控制，势必蔓延到相邻州省。于是苏轼当机立断，组织民众建立安乐坊，一人一室（类似于现代医学体系中的隔离病房），使患者得到有效隔离，并精心研究治疗处方，最终蔓延的瘟疫得以解决。《宋史》载："活者甚众。"苏轼将这一段治疫的过程也收录在书中，为后世治疗传染病提供了借鉴。值得一提的是，苏轼在治疫期间创设的“安乐坊”后来被政府接管，改名为“安济坊”（寓意安民济困），为政府救济贫困、施医赠药之处所，是较早的政府公益性组织机构。

我国的读书人自古便以“穷则独善其身，达则兼济天下”自省，在投身仕途实现个人抱负的同时，苏轼、沈括二人仍留心收集验方、效方，以期能造福世人。《苏沈良方》在文学史上的地位比起豪放的东坡词、包罗万象的《梦溪笔谈》自然不如，但在医学史上，该书具有很高的研究价值，书中载录的诸多方药现在依然被临床沿用。

15. 此心安处即吾乡，白衣使者点酥娘

常羡人间琢玉郎，天应乞与点酥娘。尽道清歌传皓齿，风起，雪飞炎海变清凉。万里归来颜愈少。微笑，笑时犹带岭梅香。试问岭南应不好，却道：此心安处是吾乡。

——北宋·苏轼《定风波·南海归赠王定国侍人寓娘》

“乌台诗案”之后，苏东坡遭受谪贬，他的好友王巩（字定国）也被牵连，被放逐到岭南。苏东坡感到愧对友人，心中不安，于是在友人北归相聚之时，席间试探地问友人的侍妾：“岭南之地应该很难熬吧？”但没想到对方却云淡风轻回道：“此心安处是吾乡。”苏东坡听罢深受感动，于是便作出《定风波·南海归赠王定国侍人寓娘》这一千

古名作，其中“此心安处是吾乡”被千古传诵，但这句话并非苏轼所说，而出自王巩之妾——宇文柔奴之口。

宋朝时，宇文柔奴在岭南一带颇有医名，被当地人尊为“女神医”。与众多自小便接受传统儒家教育、后来勤奋攻读医书而称为大医的医家不同，宇文柔奴的出身极为凄惨，也是中医史上唯一出身于“青楼”而后成名医的医家。

宇文柔奴的一生极具传奇色彩，她原本出生于一个医药世家，父亲是朝中御医，后来因为被人诬害而饮恨身亡。柔奴的母亲又因为悲伤过度而身染重病，在弥留之际将年纪尚幼的女儿托付给柔奴的叔父。遗憾的是所托非人，柔奴的叔父本就因为受到兄长的连累而家中衰落，为求生计，将柔奴卖于京中行院（以艺侍人）。柔奴并没有因为被抛弃而自甘堕落，反而潜心修习诗文及歌舞技艺，努力把自己的命运掌握在自己手中。至柔奴成年时，已出落得面如芙蓉，又长歌善舞、才华横溢，因而红极一时。彼时的柔奴尚不知道，改变她命运的幸运之神已悄然降临。

有一日，柔奴在行院中的姐妹身染疾病，柔奴陪同前去医馆就诊。无巧不成书，诊病的医师乃是柔奴父亲的好友陈太医。陈太医本就与柔奴之父交好，因为好友死于非命而悲叹不已，后来又听说柔奴被叔父卖至行院，便多方打探，希望能亲自抚养柔奴成人。见面之后，陈太医经多方努力终于将柔奴赎出，柔奴拜陈太医为义父，在侍诊过程中逐渐表现出对医学极大的兴趣，陈太医遂将全身医术悉数相授。

柔奴在诊病的过程中结识了王巩，王巩为名门之后，祖父官至丞相，他蒙祖荫也任职于朝堂。王巩面容俊朗，交友广泛，与当时名士关系密切，与苏轼尤为亲密。柔奴倾心于王巩，便在王巩的府上当了一名歌女。但好景不长，王巩因为被苏轼“乌台诗案”风波牵连，被流放远逐。岭南路遥又多烟瘴，因此王巩不忍家眷仆从受到牵连。离别之际，王巩遣散家眷，但柔奴对王巩用情至深，愿意陪同前往岭南。

在岭南的日子虽苦，但是生活又确实甜蜜和快乐。柔奴精心照料王巩，将王巩的身体调理得十分康健。同时，在缺医少药的岭南，柔奴尽心为当地人医治疾病，成为当地人的“白衣使者”。

“乌台诗案”风波终于停息，王巩也奉旨北归。苏轼原本以为王巩遭此谪贬，一定会精神不振或被岭南烟瘴侵袭而身体孱弱，没想到见面之后发现王巩竟然比以前更加容光焕发，于是连忙问明缘由。王巩将柔奴唤出，歌惊四座，苏轼便以“点酥娘”作比喻，形容柔奴才高貌美。在一问一答中，便有了这一诗词名篇。

宇文柔奴童年坎坷，但并未向命运屈服，虽然一度沦落于行院，但并未自轻自贱，而是用自己的方式活出了精彩，凭借医术造福于一方百姓，也因为与王巩互相扶持，伉俪情深，而传为佳话。

16. 以医易书的唐慎微

此书（《经史证类备急本草》）集本草之大成，最足依据，且墨篋墨盖，黑字白字，使神农《本经》、隐居《别录》、苏敬《新修》皆可识别。其体例亦最为严谨。

——清·杨守敬《日本访书志》

唐慎微，字审元，北宋著名药学家，他编著的《经史证类备急本草》（简称《证类本草》）集中药学之大成，一经问世，就受到了官家和民间医药学家的重视。明代李时珍《本草纲目》就是以这部书为蓝本编撰的。清朝的旅日官员杨守敬在日本期间广泛搜集我国流失在日本的古籍文物，当收集到《经史证类备急本草》时如获至宝。杨氏经过认真研读之后对此书评价极高，称其集本草大成，许多已流失的药学书籍都通过《经史证类备急本草》得以留存。由此可见，在中药学发展方面，该书具备很高的学术研究价值。该书的成书过程可谓集腋成裘，凭一人之力难以完成，那么最终是怎么完成的呢？翻开此书后续，我们或许可以找到答案。

宇文虚中《翰林学士宇文公书〈证类本草〉后》记载唐慎微“为士人疗病，不取一钱，但以名方秘录为请。以此士人尤喜之，每于经史诸书中得一药名、一方论，必录以告，遂集为此书”。什么？给别人看病不求诊金，但求名方？是的，唐慎微意识到凭自己一人之学识，如何能完成药物巨著？如果想尽可能详细地记载药物、方剂及炮制等内容，需借助其他人之力。于是唐慎微给文人看病的时候分文不取，文人雅士以医药相关的善本、孤本、效方、验方相赠，唐慎微如获至宝，将其收录起来，这才有了后世的《经史证类备急本草》。

《证类本草》囊括了上自《神农本草经》，下到北宋《嘉祐本草》之间的历代医药文献精华，是中国现存年代最早、内容最完整的一部划时代本草学名著。该书内容丰富广泛，资料翔实可靠，注释详尽，体例严谨，层次分明，是中国医药宝库中一颗光辉灿烂的明珠，是后世学者考察本草学发展史，辑佚古本草、古医方书籍的重要文献源泉。其对本草学的贡献大，文献学价值极高。

唐慎微醉心于搜集名方，这些名方大多有验于临床。大约是唐慎微对本草的贡献过大，人们经常会忽略他的医术。唐慎微医术颇为高超，对于疾病的诊断及预后十分精准。据宇文虚中记载，元祐年间，在他还是儿童的时候，家里有位长辈患有非常严重的风毒病，请唐慎微治疗后很快就好了。但是，唐慎微指出，这病在一定的时候还要复发，可能仓促发作一时难请医生，于是预留方药，嘱咐他家里的人在某年某月旧病复发时，将预留方药启封如法治疗。果然，到了唐慎微预计的时间，宇文虚中那位长辈的病突然复发，家里人赶忙取出唐慎微预先留下的方药并依法救治，经过半个月的时间就痊愈了。

学医者，必先有大愿力，后有救灾拯厄之高尚医德，才可成为一代大医。唐慎微及其所作的《经史证类备急本草》在中医史上留下不平凡的一笔，其以医易书的故事，也时刻提示后人应该好学不倦。

17. 杨吉老妙手祛奇疾

宋理宗呕吐不止，召医杨吉老治之。问曰：用何方？曰：辛热药也。帝曰：服之不效。吉老奏曰：热药冷服。药成放井中良久，一啜而呕吐止。

——明·万全《幼科发挥》

杨介，字吉老，泗川人，是宋朝有名的医家。杨氏祖上业医，至杨吉老时，已有五世。幼年的杨吉老受家庭影响，学儒之余，也兼习岐黄，他治病多出其不意，法无定数，自成一格。上至朝野，下至百姓，无不对杨吉老的医术啧啧称奇，兹举数例以证。

明代徐春甫《古今医统》记载了一个故事，宋徽宗有一日饮冰过甚，患了腹中冷痛的疾病。太医们经过诊断之后，都认为宋徽宗之腹疾乃是因为寒湿内阻而发，需投之以温里之剂，于是让宋徽宗服用了理中丸，但是却没有效果。宋徽宗听闻杨吉老医术了得，于是请他过来诊治。杨吉老入宫诊断之后，给徽宗开了一个处方。开具完毕之后，宋徽宗命人将处方拿来观看，看完之后冷笑道："我以为你有什么奇妙的方子，结果也不过如此嘛？理中丸我已经服用过很多次了，没有任何效果！"杨吉老早有准备，安然回答道："您的疾病乃是饮用冰水过多而引起的，诸位太医开具的理中丸理应奏效，但是服用方法应该有所改变，用冰水来煎此药，可以从根源上治疗这个疾病。"宋徽宗忙命人依法煎煮，服用之后，疾病果然痊愈。

杨吉老通过改变药物的饮用方法治疗疾病并非个例，如万全在《幼科发挥》中记载了杨吉老治疗宋理宗（徽宗、理宗相距百年，吉老为理宗治疾当系误传）疾病的事迹。宋理宗患了呕吐之病，太医们开具的辛热之药也没有疗效。请杨吉老诊治之后，杨吉老并未修改处方，仅嘱咐宋理宗将药物冷置之后再服用，果然收获了良效。

同样是为帝王诊病，同样是并未修改前医的处方，但仅用"冰煎""冷置"的方法便取得良好的疗效，真是法随心出，别出心裁。

广西通判杨立之返回楚州之后，患了一种疾病，症状是咽喉红肿生疮，溃破化脓，水米不进已经有很多天了，情况非常危重。杨立之家有二子，两个儿子在当地请了很多医生，但是都疗效不佳。多方探访之下得知名医杨吉老近日刚巧在楚州，于是忙去邀请。杨吉老慨然应诊，仔细诊察。详细问了杨立之的饮食习惯，得知他特别爱吃鹧鸪，于是便留下一具处方——"生姜一斤"便扬长而去。杨立之的家人看之大惊，喉头溃烂，即使是毫无医学根基的人也知道应该投以寒凉之药啊，生姜燥烈，如果再服用一斤之多，不是火上浇油吗？于是纷纷没了主意，这时杨立之说："杨吉老是天下名医，并非欺世盗名之辈，速速取来生姜。"

家人将一斤生姜放在杨立之的病床边，他先吃了一口，感觉并不辛辣，甚则有通畅之感，如此吃了一斤生姜之后，喉头疼痛的感觉大为减轻。第二天杨立之请人将杨吉老请来，疑惑地问杨吉老为什么生姜可以减轻喉头的痛苦。杨吉老这才说："阁下喜食鹧鸪，而鹧鸪喜食半夏，半夏之毒转入喉，于是出现喉头诸证，生姜解半夏之毒也。你毒已去，自然好转。"从此以后，杨吉老以一味生姜治疗奇疾的事情就传遍了大街小巷，大家都对杨吉老的医术十分叹服。

杨吉老精于内科疾病，对于解剖学的推动也做出了巨大的贡献。据文献记载，其精研脏腑内景，形体骨度，厘正宋以前有关脏腑图形资料，实图绘制了我国最早的人体解剖图谱——《存真图》。

18. 医王庞安时

（庞安时）为人治病，率十愈八九。踵门求诊者，为辟邸舍居之，亲视、药物，必愈而后遣；其不可为者，必实告之，不复为治。活人无数。病家持金帛来谢，不尽取也。

——元·脱脱等《宋史》

庞安时是北宋时期有名的医学家，有"北宋医王"之称，他医术精湛，苏轼称他"精于伤寒，妙得长沙遗旨"，因其对《伤寒论》研究较深，时人又称"庞安时能与伤寒说话"。庞安时医术精深，医德高尚，治病不谋私利，一时被传为美谈。为了更好地治疗患者，甚则让来诊者亲自住在他的家中以方便照料，因此后世有称庞安时开创“住院治疗”之医疗模式。

据《宋史·庞安时传》记载，庞安时初授业于其父，自小便背诵脉诀。及至年岁稍长，便已通晓多数医书中的内容。后来他因为患病而耳聋，于是更加刻苦研究《灵枢》《太素》《针灸甲乙经》等医书，经史百家凡是涉及医学内容的，没有不能融会贯通的。

一次，庞安时去舒州的桐城。有位民妇恰逢难产，已经过了七天但是胎儿仍没有生下来，她的家人找了很多巫师作法、医家开药都无疗效。正巧庞安时的学生李百全与产妇一家是邻居，听闻产妇日夜号啕心有不忍，有心施救却苦于医术不精，无法施治。李百全救人心切，于是亲自前往庞安时住处，请老师上门治疗。庞安时听罢便启程前往产妇家中，刚刚看见产妇，就连声说有救！患者家人已心急如焚，听闻庞安时说有救，感激之情溢于言表。庞安时告诉产妇家人用热水温敷产妇的腰腹部，并亲自为产妇上下按摩，不一会儿，产妇感到腹部一阵微痛。庞安时又执银针在产妇的腹部浅刺一针，产妇因为疼痛而呻吟不止。呻吟间，一个男婴出生了。她的家人喜不自胜，千恩万谢庞安时的救命之恩。庞安时微微一笑说道：“婴儿已出胎胞，而一手误抓着母肠不能脱出来，因此符药并不能治疗此症，我隔腹抚摸胎儿手所在的位置，然后针刺他虎口，胎儿感觉疼痛就会立即缩手，所以马上就生下来了，并没有别的方法。”产妇的家人听罢惊奇万分，忙抱来孩子观察，果然在孩子的右手虎口处见一针眼。

无论贫富贵贱，只要有患者求诊，庞安时都精心诊治，甚则专门在家中收拾了几间房屋供患者居住，这是何等高尚的医德！庞安时与北宋苏轼、黄庭坚等文人名士交好，苏、黄皆对其医术和医德叹服。《宋史》中也记载了庞安时的其他治病逸事。千百年后的今天，他高尚的医德医风、精妙的医术仍是后世从医者学习的榜样。

19. 危亦林与他的“医师手册”

(《世医得效方》)载古方甚多，皆可以资考据。

——清·纪昀《四库全书》

金元时期，战乱不休，百姓流离失所、苦不堪言，甚则因为征役而多有外伤及金疮伤，许多患者因未得到有效救治而终身残疾。江西地区危家五世行医，到了危亦林这一代已经积累了大量的诊治经验。危亦林少年时便跟随父亲行医救人，目睹了百姓之苦，便暗自将救死扶伤作为毕生的追求，至弱冠（二十岁）已能独立应诊。

危亦林继承了先祖传下来的医学经验，精通内、外、妇、儿、骨伤、眼目各科，但他并不故步自封，仍虚心向其他医师请教，先后师从多位名师。多数医家对于治病救人之术的传承尤为重视，如果没有找到合适的传人，毕生的绝学宁愿带入尘土也不愿公布于众。这本也无可厚非，古有“道不轻传”之说。但危亦林并不自秘，将其家传绝学及个人临床心得总结编撰成《世医得效方》一书。所谓世医得效，便是世上所有的医生都可以效法的意思。他秉承“方虽出自古人，药必出于己手”的原则，书中药方及医术，全部源自危氏亲自试用，有效者方刊行于众。

《世医得效方》涵盖杂医科、小方脉科、风科、产科兼妇人杂病科、眼科、口齿兼咽喉科、正骨兼金镞科、疮肿科、针灸科、祝由科，其中正骨的医术尤为独特，诚如当今的“医师手册”。

大多数人提起骨折便谈“折”色变，以为一旦骨折就要进行手术治疗。殊不知在我国古代，中医骨伤科治疗骨折、跌仆损伤等疾病有着“疗效好”“费用低”“痛苦少”的优势。《世医得效方》对各种骨折和脱臼的处理原则及整复方法有详细的记述，如记载脊柱骨折“凡坐脊骨，不可用手整顿，须用软绳从脚吊起，坠下身直，其骨使自归窠。未直则未归窠，须要坠下，待骨直归窠。然后用大桑皮一片，放在背皮上，杉树皮两三片，放在桑皮上，用软物缠夹定，莫令屈。用药治之”。其整复脊椎骨折“悬吊复位”法，比英国达维斯 1927 年提出的悬吊法早 600 多年。有关用麻醉药物——草乌散（用曼陀罗花配制）进行全身麻醉的记录，比日本人华冈青州早 450 年。危亦林提出的“悬吊复位”到现在仍十分流行，是保守治疗腰椎骨折的首选疗法。

危亦林十分重视医术的传承，相传他授徒十二人，为使学徒们真正掌握骨伤科“手摸心会”的绝技，以断猪骨藏于沙袋中，徒弟们隔着沙袋将猪骨拼接起来方为合格。危氏一生行医，救人之法从不自秘，《世医得效方》中各科载录丰富，而骨伤科成就尤为突出，代表了金元时期中国骨伤科的发展水平，领先于世界。该书在清朝时被收入《四库全书》子部，称其“载古方甚多，皆可以资考据”，可见官方对此书的重视程度。危亦林凭借其高超的医术、高尚的医德，深受后世医林的尊崇，被尊为“江西十大名医”。江西名医以盱江医家最多，因此危亦林也被视为盱江医学的代表人物之一。

七
明清时期

1. 不爱政权爱医药的朱橚

周定王橚，太祖第五子，好学，能辞赋，尝作《元宫词》百章，以国土夷广，庶草蕃庑，考核其可佐饥馑者四百余种，绘图疏之，名《救荒本草》。辟东书堂以教世子，长史刘淳为之师。洪熙元年薨。

——明·张廷玉《明史》

朱橚是明太祖朱元璋的第五个孩子，与明成祖朱棣为同胞兄弟。在明朝的数百年历史中，他对于政权的贡献并不突出，因此正史中关于他的记载并不多。但在中医药界，周王朱橚以及他编撰的《救荒本草》《普济方》鲜有人不知，他为中医药学的发展做出了巨大的贡献。

朱元璋对五子朱橚尤为疼爱，封他为周王，赐地开封。朱橚出生时，朱元璋尚未完成统一，儿时的朱橚在纷乱的战争中逐渐成长。和出身草莽的父亲类似，朱橚在少年时期并未享受过锦衣玉食的生活，因此对于穷苦人民的生活尤为关心，当看到百姓饱受战争之苦而食不果腹，甚则患病无医时，他逐渐表现出对于医药学的兴趣，决心通过编著中医药著作为百姓谋福祉。

建文帝朱允炆即位之后，为稳固政权采取“削藩”的举措。对于这个颇有才华的叔父并未放过，他将朱橚放逐至云南。滇南地区贫穷落后，百姓既贫且病，时常无食果腹。朱橚心系贫民，看到如此惨状大为震撼，于是决心为当地百姓谋福祉。为了提升当时医生的诊疗水平，他组织府上的名医李佰等人，从医书上搜集良方，并将这些药方根据疾病的种类整理成风、寒、暑、湿、伤寒等81个不同的门类，编纂成《袖珍方》一书。饥荒之年，百姓经常饿着肚子劳作，因此患病率十分高。为了改善百姓的生活条件，他亲自尝试过许多植物，将无毒可供食用的本草药物甄别出来，命画工将植物的枝叶画得惟妙惟肖，编撰成《救荒本草》。即便是不识字的百姓，也可以仅通过图画，找寻可食用的植物填饱肚子。这本书在饥荒之年做出了多大的贡献已不得而知，但有史可查的是，国内外专家对于《救荒本草》给予了极高评价，如美国科学史家萨顿认为朱橚编著的《救荒本草》可能是中世纪最杰出的本草书，李约瑟认为朱橚是一个伟大的人道主义者。

靖难之变后，明成祖朱棣派人将远在云南的胞弟朱橚接回京师。返回到都城的朱橚并未打消编著医书的念头，他广寻名人雅士，又组织了一批医师、药师、画工，决心编著一本实用的方药手册，最终成功编撰出《普济方》。名为“普济”，即取普遍救济苍生之意。此书共168卷，其中有方脉总论、运气、脏腑、身形、诸疾、妇人、婴儿、针灸、本草共100余门，计1960论，2175类，61 739个药方，239图。《普济方》学术成就较高，后世医家诊病多以《普济方》为参考。

朱橚牵头编撰的《普济方》及《救荒本草》在中医史上有很高的学术价值，至今仍可指导中医临床，为中医学的发展做出了巨大的贡献。朱橚身居高位，并未对于权位有过多的兴趣，反而立志于发展本草、医药，值得后世称颂。他心系黎民的高尚品格，也对后世产生了积极的影响。

2. 国医圣手戴思恭

金华戴元礼，国初名医。尝被召至南京，见一医家迎求溢户，酬应不闲，元礼意必深于术者，因注目焉。按方发剂，皆无他异，退而怪之，日往观焉。偶一人求药者，既去，追而告之曰：临煎时，下锡一块。麾之去。元礼始大异之。念无以锡入煎剂法，叩之，答曰：是古方耳。元礼求得其书，乃饧字耳。元礼急为正之。呜乎！不辨饧锡而医者，世胡可以弗谨哉？

——明·陆深《金台纪闻》

古云：“秀才学医，笼中捉鸡。”意指中医的学习，必要精于古文字，才能明医理，彰古义，知训诂。古代中医著作语义幽微，如果没有良好的知识功底，很难学到真正的医术，甚则还会闹出笑话或惹出人命官司。

明朝初年，南京城内一家医馆时常门庭若市，好不热闹，引得路人纷纷驻足。戴思恭从此地经过，看医馆病患众多，医生应诊不暇，内心对医馆的医生颇为敬重，认为其一定有非常高明的医术。于是他时常来到这家医馆，希望能与医馆的医生切磋一下医术。有一天，一个患者取了药刚出医馆，突然被医馆的医生叫住："请您等一下，在煎煮药之前，一定要先下一块锡！"这一切被戴思恭看得明白，他微捻胡须，陷入了沉思："这药方并无奇特之处，难道不传之秘在于锡？但是从古至今的医书，我也读了大半，从未听过有以锡入药的啊？难道是我学识浅薄？"他百思不得其解，于是作揖拜会了医馆的医生，问询缘由。医馆的医生倒也不藏私，爽快地说："这也不是我的发明，是古书中记载的。"戴思恭捧其书一看，上面写着"餳"（饧的繁体字为餳，指饴糖）。他这才明白，原来是医馆的医生将"餳"与"锡"弄错了。戴思恭在其著作中感慨："唉！连餳和锡都没有弄清楚，却成了一名医生，这不是误人性命吗？"

戴思恭，字原礼，明代浦江（今浙江浦江）人，师承"金元四大家"之一的朱丹溪。朱丹溪非常喜欢这个小徒弟，于是将自己毕生所学倾囊传授。后来戴思恭被朝廷征为御医，留下了许多宝贵的医案。

据《明外史》记载，戴思恭入朝之后，深受明太祖朱元璋的赏识。燕王朱棣（明成祖）有一次患了癥瘕病，王府御医韩奭久治不效，朱元璋爱子心切，派遣戴思恭前往燕王府诊治燕王的疾病。戴思恭到了王府之后，详细地问询了韩奭所开具的药方，认为方与症十分相符，应该能收获良效，但为何却久治不愈呢？细心的戴思恭又详细问了燕王的饮食习惯，得知其最爱吃生芹菜，他马上开具了一服药方，燕王吃完药后当天夜里腹泻如注，排出了大量的"细蝗（寄生虫）"。原来，燕王此病乃是因为生吃芹菜过多，饮食不洁所致。经过驱虫疗法，燕王的癥瘕自然就好了。

戴思恭除了医术精湛，也甚有仁义之心。晋王患了疾病，被戴思恭治好了，可是没多久，疾病复发暴毙。太祖十分愤怒，将王府所有医生全部抓起来问罪。戴思恭从容地向朱元璋进言："臣曾经受您之命为晋王诊治疾病，后来向您复命的时候就跟您说过，晋王已病入膏肓，我虽然能暂时治愈他的疾病，但如果再复发的话，就无药可治了。现在晋王病发身故，是因为他的疾病太重，请您不要降罪于王府的医生们。"朱元璋听罢觉得有礼，于是王府的医生们幸免于难。戴思恭先后经历了洪武、建文、永乐三朝，皆因"妙手回春"的医术而备受器重。永乐年间，戴思恭称老还乡，他病故后，明成祖朱棣特遣使者前往吊唁。

戴思恭一生留下了许多珍贵的医案，读之使人酣畅淋漓。他亲自撰写了《证治要诀》《证治要诀类方》《推求师意》等书，并校补了其师朱丹溪的著作《金匮钩玄》。他师承丹溪，旁采刘完素、张子和等。他完整继承并发扬了朱丹溪的医学理论，后世称戴思恭"无愧其师"，给予了极高评价。

3. 我知小儿心——万密斋

万全，字密斋，廪生，潜心医学，尤精痘疹。一日于乡先生家，适见两新妇，不及避，全语主人曰："此皆未痘，痘将出矣。一可救，一不可救。"越月果如其言。又有患痘者，死已半日，全视之，令置于泥中，三日痘复发，药数匕而苏。有豪少年佯大病，重帏密室，呼全视之，全曰："越十五日当死，不必药也。"少年掀帏叱之曰："我何病，聊试汝耳。"全曰："诊脉如此。"至十五日果死。

——清·靖道谟《黄州府志·人物志·艺术》

婴幼儿患病，由于口不能言，舌不能语，所以医生的诊治经验十分关键。医术高明的医生能通过患儿的表现判断病邪，再予以处方。明朝时，湖北罗田万氏流派善于诊治儿科疾病，其中以万全的医术最为高明。汉之医圣为张仲景，明之医圣则为万全。

万密斋，名全，字密斋，生于明弘治十二年（1499年），卒于明万历十年（1582年），湖北罗田人，明代著名医家。万氏儿科在湖北罗田地区颇有名气，万密斋祖父及父亲皆是远近闻名的医者。万密斋幼承庭训，将家传医术融会贯通之后又潜心研习钱乙的儿科理论，最终在中医儿科领域大有建树。

万密斋善于诊治小儿麻疹、水痘等常见疾病，还由于常年与小儿打交道，故对于小儿的生理及心理特点非常有研究。明嘉靖丁酉年（1537年）七月，有个叫胡渤的人为儿子周岁大宴亲朋。到了傍晚的时候，婴儿哭闹不止。胡渤爱子心切，以为爱子患病，于是连忙请万密斋来家中治疗，万密斋经过详细诊治，认为婴儿脏腑经络无病，然后嘱咐了几句便返回家里。到了深夜，婴儿哭闹得更加厉害，孩子的母亲连忙又将万密斋请来诊治，他再次详细地对小婴儿进行诊察，仍未发现有异常。孩子的母亲不解地问："我儿既然无病，为何黄昏就开始哭，一直哭到现在啊？"万密斋听罢，又仔细观察患儿的行为，他见患儿边哭边左顾右盼，似乎在找什么东西。于是他认真询问了照顾婴儿的乳母，这才知道原来患儿在白天的时候一直在把玩一枚玉做的印章，后来乳母担心孩子将玉印摔碎，于是拿走藏了起来，婴儿这才哭闹不止。万全连忙命人将玉印拿来，放在孩子的手中，顷刻间孩子便破涕为笑。

万密斋善于观察孩子的行为特征及表现，因此治疗儿科疾病鲜有失手。他秉承儒家"老吾老以及人之老，幼吾幼以及人之幼"的思想理念，对于患儿视如己出，诊治殊为用心。

明嘉靖辛丑年（1541年），在万密斋的家乡有一个叫胡元溪的乡绅，平日鱼肉乡邻，为非作歹。有一天，胡元溪四岁的儿子患病，日夜咳嗽，胡元溪请万密斋诊治。乡邻劝他勿去，他说："予以活人为心，不记宿怨。"说罢便前往胡家诊治。

万密斋经过诊断之后，开具了处方，并叮嘱胡元溪一定要依法煎煮药物，一个月之后，孩子的病自然会大有好转。吃了几天药之后，孩子的症状虽有缓解但未痊愈。胡元溪救子心切，于是改请别的医生来诊治。万密斋听闻消息之后，恐其他医生擅自更改自己的处方，贻误孩子的病情，于是他马上就起身去胡元溪家中。果然，万密斋发现胡元溪请的医生水平欠缺，开具的处方并不对症。若患儿服用此药，势必不能痊愈，甚则有加重之虞。于是他好心劝诫胡元溪，但胡元溪却认为万密斋挟技自重，未请却亲自上门，定有所图。于是他声色俱厉将万密斋斥走，万密斋临行前慨叹不已。

过了几日，胡元溪又上门了，果如万密斋所言，孩子服用了前边那位医生的药之后病情不减反剧。胡元溪只得又来央请万密斋。万密斋不计前嫌，仍然用心为患儿诊治，仅用时十七天，便治好了孩子迁延数月的疾病。

万密斋行医五十多年，于儿科、妇科、痘诊科享有盛誉，著有《养生四要》《万氏女科》《幼科发挥》等十部著作。后被康熙皇帝嘉封为"医圣"，后人评之为"李时珍的药，万密斋的方"，由此可见对他医术的推崇。万密斋治疗儿科疾病的学术思想和临证经验，极大地推动了后世儿科学的发展。

4. 侠肝义胆的缪希雍

缪希雍，字仲醇，常熟人。精医术医经方书，靡不讨论，尤精本草之学。谓古三坟之书未经秦火者独此而已，《神农本经》朱字譬之六经也，名医增删别录，朱墨错互譬之注疏也。本经以经之别录，以纬之作《本草经疏》《本草单方》等书。抉摘轩岐未发之秘，为人电目戟髯。如遇羽人剑客，好谈今古事成败，诚奇士也。

——清·陈梦雷《医术名流列传》

缪希雍，字仲淳，号慕台，生于1546年，卒于1627年，原籍海虞（今江苏常熟），后迁金坛。他是我国明代著名的中医临床学家、中药学家。在诊疗方面，他善用清凉甘润的药物疗病。行医之余，勤于笔耕，积三十年心血，终撰成多本著作，《神农本草经疏》和《先醒斋医学广笔记》为其代表作。

缪希雍的童年并不顺遂，尚未成年之际，疼爱他的父亲就因病去世，只剩他与母亲相依为命。少年时期的缪希雍喜好打抱不平，是远近有名的“侠义之士”，并未与医学有所联系。在他十七岁那年，不幸患上了疟疾，一会儿冷，一会儿热，把他折磨得非常难受。疼爱他的母亲精心地照顾着他，请了许多医生诊疗，却疗效不佳。最终他捧起医书以自治，最后治疗好了自己的疾病。匹夫之勇，仅可逞一时之快，但学习医术，却可造福大众。之后，缪希雍便向身边有才能的医生学习医术，以期治病救人。

待缪希雍弱冠之年，他已阅读了许多医书，还交到了众多的同道好友。缪希雍交友甚广，以诚相待，在文人雅士中颇有口碑。如他将酸枣仁补血功效告知王肯堂，尔后又将桑白皮治鼻塞、健脾开胃消食止泻的效方资生丸也传给了他，令王肯堂十分感动。他因事游京师，将老母委托给好友康孟修（缪希雍曾治愈过康孟修的重疾，后来两人成为知己好友）赡养，缪母患了泻痢之症，康氏夫妇虽不是亲子媳，却以子媳之礼贴心护理，最终在缪母亡故后“敛以美材”（见李延昰《南吴旧话录》卷二），足可见缪希雍与友人的至交之情。

缪希雍的医术如何呢？《先醒斋医学广笔记》序中记载：“凡遇险、怪之证，俗医相顾却走，人们必拱手请质缪先生。”他除了在医学方面有口皆碑，还重视民生，对于水利、种植等民生工程也颇有研究。他有一好友杨涟，刚上任常熟知县时，首先拜访他，并虚心求教治理之法，缪希雍悉数相告，并推荐隐湖大富翁毛清帮助政府开发水利并传授种植谷物的经验。

缪希雍性格豪放，与好友常把酒言欢，讨论国事。每每谈古今国事盛败，兵家胜负，“风发泉涌，大声殷然，欲坏墙屋”。他虽生得电目戟髯，有三国张翼德之勇，但遣方用药却如张飞绣花，粗中有细，辨证论治十分严谨。

太学顾仲恭，因家中变故，情绪激动，继而患病在床，有医生看完之后便叹息着让顾家人准备后事。但是顾老爷子却心生狐疑，我虽然生病了，但自己的身子自己知道，这应该病不至死啊。于是他请缪希雍诊脉。缪希雍诊脉完后，问顾太学发病前有无大怒。顾太学忙回答道："是啊，我平时脾气不大，但有一日大动肝火，之后就发病了。"缪希雍说："那就是了，你是因为大怒而发病，肝病传脾，所以才有这样的症状，但现在你的脾脏已经受了邪气，恐怕再过两三天会有黄疸，我先给你开几剂药，如果有黄疸就服用。"果然，两三日后，顾太学遍体发黄，但服用了缪希雍的药后，很快就痊愈了。

缪希雍行医之余，勤于笔耕，积三十年心血，终撰成多本著作，《神农本草经疏》和《先醒斋医学广笔记》为其代表作，缪氏治疗吐血三要法，至今仍指导着临床。除了对于医理的论述，缪希雍对于药物炮制也十分有研究，他在处方之时，会详细地写上药物的炮制方法，以增强药物的疗效。缪希雍的医学著作丰富了祖国医学宝库，被历代医家所重视，因此《明史》中将他与李时珍共同列传。

5. 女医传奇谈允贤

相知女流眷属不屑以男治者络绎而来，往往获奇效。倏忽数稔，今妾年已五十，屈指太宜人所命之期，三去其二矣。窃叹人生驹过隙耳，余日知几何哉？谨以平日见授于太宜人及所自得者，撰次数条，名曰《女医杂言》，将以请益大方家。

——明·谈允贤《女医杂言》

2016年各大卫视热播《女医明妃传》，风靡一时。电视剧里的人物在历史上确有原型，她就是明朝有名的女医生——谈允贤。

谈允贤生于一个官宦之家，其父任郡守、伯父任奉政大夫。她的祖母是当地有名的女医生，在谈允贤很小的时候就陪伴在祖母旁边，看祖母为别人诊病开药。祖母对谈允贤非常疼爱，特意访名师教她诗歌、经书等，后来发现她聪颖异常，于是想将自己祖传的医术传给谈允贤。于是，在同龄的小女孩还在学习刺绣、烹饪的时候，谈允贤已经可以熟背《难经》《脉诀》等医书了。在祖母的教导之下，谈允贤的医术日益精进，她婚后产三女一子，若患病都是她自行诊治。

谈允贤在祖母去世之后开始独立行医，在她五十岁时，因为感到人生过半，希望将自己治疗女科疾病的医术传承下去，于是将祖母传授的医术和自己多年的临床经验总结撰写成《女医杂言》。该书由谈允贤口述，其子杨濂执笔，记录医案31则，采用追忆体裁，先详述病情、病史，后列治法、处方，记载的患者均为女性，病证多为妇科病。

谈允贤的表妹夫朱恩在《女医杂言》的序中说道："余

闻医家之说，宁医十男子，不医一妇人。其所以苦于医妇人者，非徒内外相隔，亦由性气不同之故也。惟妇人医妇人，则以己之性气度人之性气，犹兵家所谓以夷攻夷，而无不克者矣。”是啊，女性的气血生理与男性不同，同时因为羞于开口，即使男医家前来诊治也往往不能非常详细地问询病史资料。而谈允贤医术精湛，又是女性，因此女患者与其交流时，往往能卸下防备，推心置腹，谈允贤也因此可以获得更多有价值的诊断信息。

如谈允贤曾治疗一个32岁的妇人，在连续生了4胎女儿后，近10年都未生育，因为没有生下儿子甚是忧闷，求治于谈允贤。谈允贤耐心地问询患者的病史，久而久之患者也对她敞开了心扉。原来因为妇人的丈夫经常流连烟花之地，嫖宿娼妓，因此夫妻二人经常吵架。又有一次妇人行经期间与丈夫大吵，郁愤之下竟然患了白淋之病，同时还有小腹冷痛的症状。谈允贤问明了病史，除了对其进行心理疏导之外，又用艾灸的方式为患者治疗，取灸气海、关元、中极、气冲，同时开具何首乌丸让患者内服。三年之后，妇人病皆痊愈，诞下一个男孩。

又有一个妇人患了身痒之病，面部及颈项痒不可忍。谈允贤问明病史之后认为该患者属于产后受风所致，开具了药方让患者将药物煎成膏状，每日用一匙药膏洗面（类似于洗面奶），半月之后就痊愈了。

《女医杂言》所载案例，其体例极具特色。更值得注意的是，有部分医案中记载的治疗周期竟然达数年之久，由此可见谈允贤对于疾病的转归判断准确，并且其与患者之间互相信任。虽然《女医杂言》载录的案例不多，但该书是历史上为数不多的由女医所著医案，而且其中对于妇科疾病的论述颇为详尽，很值得后世医家参考。

6. 编书父子兵——江瓘

予读《褚氏遗书》有曰：博涉知病，多诊识脉，屡用达药。尝抚卷以为名言。山居僻处，博历何由？于是广辑古今名贤治法奇验之迹，类摘门分，世采人列，为书曰《名医类案》，是亦褚氏博历之意也。自夫三坟坠而九丘湮，方书繁而经论废。

——明·江瓘《名医类案》

医案是医生提高诊断能力的重要渠道，古云“病之所患患病多，医之所患患道少”。对于患者而言，总担心自己患的病太多。而对于医生而言，总担心自己见过的病太少，以至于不能更好地为患者服务。因此学习名家医案，是学习中医的重要捷径。在信息化高度发达的今天，大家可随意搜寻网页，汗牛充栋的中医医案一览无余。但在封建社会，作为一个医生，若想通过阅读医案提高自己的医疗水平，实非易事，因为大多数医家的医案都散见于各家著作中，没有系统分门别类，直至明朝江瓘父子编著的《名医类案》刊行，才改变了这一局面。

江瓘（1503—1565），字民莹，号篁南子，歙县篁南人，是我国明代著名的文学家，医学家。江瓘出身于书香门第，自幼勤奋攻读诗文。14岁时，母亲郭氏因暴病去世，入殓时双目未瞑，江氏抚棺痛哭说：“母亲是因我们兄弟未成才而不瞑目吗？”于是和弟弟发愤读书，以慰其母在天之灵。江瓘频繁参加科举，但未能如愿考取佳绩，为补贴家用，他又受父命开始经商。后来督学使者萧子雍来到了江瓘的故乡，非常欣赏江瓘兄弟二人的才华，于是举荐江瓘与其弟民璞并补县诸生。

恃才的江瓘并未满足于此，他希望通过自己的努力中第。于是，他更加发愤读书，不论寒暑，夜以继日，不遗余力。可惜的是，他积劳成疾，有一天晚上竟然呕血数升，家人忙请来医生诊治，可是前后换了十几位医生也无济于事。于是江瓘萌发了一个大胆的想法，学医！他暂别诗文，投入到浩瀚的医海中寻求治疗自己疾病的方法。功夫不负有心人，久而久之，江瓘竟然治好了自己的重病，甚则成了一方名医。

相传有位名叫程巨的秀才，赶考后返乡途中不幸遭遇劫匪，当时船只正行在江面上。程巨为了保全性命，慌不择路地跳入江中。万幸的是，程巨跳江之后并未溺毙，迷糊之间顺流漂泊，直至被一个渔夫救起，方才得以保住性命。可怜的程巨随身所带的银两都被洗劫一空，无法填饱肚子，只能舍下脸面一路乞讨，如此风餐露宿直至回家。回家之后的他由于一路上辛劳异常，到家后便美美地饱餐一顿。谁知第二天竟然一病不起，家人找来医生治疗，服用了医生开具的消导药之后，疾病反而加重，又多了发热多汗的症状，有时候还会昏厥不醒。后来家人广访名医，听闻江瓘医术高明，便请江瓘诊治。江瓘诊断之后说："这是内伤虚损证候，是因惊恐、过度劳累加之饮食过量损伤中气所致。前医所用消导药剂，使病人外邪、内伤饮食已消导完，只是惊恐劳累尚失于调摄，因此其气虚自汗，湿热蕴结生痰，中气虚而夹痰，故常作晕厥。"于是他开具了补中消痰的处方，几剂药后便告痊愈。

江瓘将历代医案进行搜集、整理、编辑成《名医类案》，收录了如秦越人、淳于意、华佗诸人和元明时期诸名医之医迹、医案，以及家藏禁方，诸子列传百数十种，内容十分详尽，涉及内、外、妇、儿各科。江瓘反复披阅，择著录之，前后历经二十余年，终于完稿。

江瓘之子江应宿秉承父之遗志，将江瓘的《名医类案》详细增删，修订错讹，最终付梓。《名医类案》是我国第一部总结历代医案的专著，起到了"宜明往范，昭示来学，既不诡于圣经，复易通乎时俗"的作用，被后世医家奉为圭臬。值得一提的是，江瓘除了医术精深之外，还是才华横溢的文学家，其文学作品《江山人集》便被清代的《四库全书》收录。

7. 16 世纪中国的百科全书

上自坟典，下及传奇，凡有相关，靡不备采。如入金谷之园，种色夺目；如登龙君之宫，宝藏悉陈；如对冰壶玉鉴，毛发可指数也。博而不繁，详而有要，综核究竟，直窥渊海。兹岂仅以医书觏哉？性理之精微，格物之《通典》，帝王之秘箓，臣民之重宝也。

——明 · 王世贞《本草纲目序》

《世界记忆名录》是指符合世界意义、经联合国教科文组织世界记忆工程国际咨询委员会确认而纳入的文献遗产项目，被收录的文献资料大多为一个国家或地区的代表性文化遗产著作。2011 年，明代医学家李时珍编著的《本草纲目》金陵版成功入选《世界记忆名录》。

李时珍，字东璧，又名可观，湖北蕲州人（今湖北蕲春县蕲州镇），其父李言闻曾经在太医院任职，在当地甚有医名。李时珍出身医学世家，耳濡目染自不必说，从小就受到了良好的儒家和医学教育，最初他遵父命，攻举子业，打算通过科考的方式步入仕途，但命运弄人，屡试不中的李时珍逢弱冠之年又患上了“痨病”，主要症状是骨蒸潮热，发作起来便觉内热像从骨头缝里散发出来一样，痛苦难忍。幸运的是，李时珍的父亲精于医术，在父亲李言闻的精心诊治下，李时珍很快就痊愈了。在父亲诊治的过程中，李时珍切身感受到医学治病救人的魅力，因此便决意弃文从医，踏上医学之路。一场疾病改变了李时珍的人生，也改写了中医学史。

李时珍学医之后异常刻苦地攻读医书，又常与其父探讨医药之理，理论知识自然有了很大程度的提升，临床水平也颇有增益。1545年前后，李时珍的家乡蕲春发生了洪灾，洪灾退去之后又有了瘟疫，百姓相染，病死者甚众。李时珍冒着被感染的风险，收治了大量重症患者，精心诊治之后，大多患者获得痊愈，一时之间病患盈门。他因为这次治疗疫病而名声大噪，很快又迎来了更大的机遇。

嘉靖三十年（1551年），楚恭王朱英燿的一个儿子患了病，一发病就两眼翻白然后晕倒，中医称之为“风证”，为危急证候，楚王请了各地的名医诊治，都疗效不佳，后来在其门人的推荐下，延请李时珍前来诊治。李时珍用了一个月的时间，将楚王之子的病治好了。楚王看李时珍医术高超，便请他留在身边做“奉祠正”，负责祭祀事宜，以及监管“良医所”，也就是楚王府私人医院的院长。李时珍听闻楚王藏书丰富，便应了楚王的托请，在楚王府做了医生。王府的工作并不繁忙，李时珍时常在今天的武昌蛇山观音阁和黄鹤楼等地悬壶义诊，诊务之余又精心攻读楚王府丰富的医学藏书。在楚王府工作期间，他深入研究了各种之前在市面上无法购得的孤本、善本，为后期编撰专著打下了深厚的根基。

楚王府工作了一段时间之后，李时珍又被举荐入太医院，在太医院期间，李时珍越发坚定了编写医药专著的信念。年少时，李时珍孜孜以求的便是在仕途上实现自己的凌云之志，但在实现了自己的夙愿之后，他并不安于现状，彼时的他只想编撰专著，造福后人。有诗为凭，李时珍曾在黄鹤楼登高怀古，作《黄鹤楼怀古》一首："当年控鹤访神州，独占荆南贳酒楼。百尺倚楼吹玉笛，一生随地换金裘。花翻笔底笼鹦鹉，星落杯中吸斗牛。三万六千消不尽，翩然散发下沧洲。"

太医院诊务繁杂，不能有充足的时间做自己想做的事，除此之外，如果想修订出本草专著，修正错讹，势必要躬身前往各地去搜集第一手资料。他一刻也不能等了，于是在一年之后，他向皇帝请辞，开始了"返乡养病"之旅。

李时珍的"返乡"足迹遍布祖国各地，被记录在册的就有河南、河北、江西、安徽、江苏等省份。设想一下，我们今天出差，一定到各地打卡游玩美景，感受各地的风土人情、特色美食，然后拍照留念。可是李时珍并无心留恋各地美景，他出入于名山大川只为寻医访药，每到一地，他便不耻下问地向农夫、游医请教当地药物的主治及功效，一有所得，便马上记录在册，数十年如一日。

李时珍何时踏上归途已不得而知，或是因为年老体力不支，或是因为已访遍本草，几十年的临床经验及"田野调查"已在他脑海中形成初稿，他三次增删，终于完成了中医药史上这本不朽巨著——《本草纲目》。

《本草纲目》在唐慎微《经史证类备急本草》基础上进行了大量整理、补充，内容涉及医学、植物学、动物学、矿物学、化学等诸多领域，其对药物特殊分类的方法至今仍影响着自然科学植物或动物分类，因其在自然科学中的成就，被达尔文称为“16 世纪中国的百科全书”。

8. 抗疫斗士吴又可

疫者感天地之疠气，……邪从口鼻而入，则其所客，内不在脏腑，外不在经络，舍于伏膂之内，去表不远，附近于胃，乃表里之分界，是为半表半里，即《针经》所谓“横连膜原”者也。

——明·吴又可《温疫论》

自从人类文明开始出现，与疫病的斗争就从未停止。早在《黄帝内经》时期，人们已经认识到天有不正之气，导致人们相感而染病。东汉末年，伤寒横行，张仲景立誓与之斗争，最终作《伤寒杂病论》造福后世。《伤寒杂病论》问世以后，后世医家奉为案头必读之书。张氏之伤寒思想，在很长一段历史时期内是治疗疫病的主导思想，直至明朝末年才有了改变。

崇祯十四年（1641 年）夏季，“斗粟千钱，人相食，死亡塞道”，赤地千里，饿殍遍野，疫疠死者相枕藉的惨状处处可见。崇祯十五年（1642 年），全国瘟疫蔓延，“一巷百余家，无一家仅免，一门数十口，无一仅存者”。当时的医者，最初诊治疫病仍然按照伤寒论治，却毫无寸效。最终，一个医家提出应以“温病”治之，这一理论一经提出便受到了其他医家强烈的抨击。他的疫病理论在那个时代是如此的振聋发聩、曲高和寡，但历史证明，他的理论是正确的，他就是吴又可。

吴有性，字又可，江苏吴江东山人。明朝末年，疫病频发，吴又可不忍生灵涂炭，于是便潜心研习治疫之法。他在临床过程中发现，当时流行的疫病与《黄帝内经》《伤寒论》所治之症有异，非风非寒，非暑非湿，非六淫之邪外侵。于是，他首次提出瘟疫的病因是“疠气”，而疠气通过呼吸传播，最终导致疫病蔓延。他根据自己的临床经验，逐渐形成一套温热病的论治方案，并将这些经验，经过整理，著成《温疫论》一书。

吴又可的“疫病”理论并非在案几旁苦思冥想出来的，而是亲身深入疫区，接触病人，在众多的临床治疗的经验上总结出来的。他在临床过程中发现正常人饮用被疫病患者污染过的水源或食物后，也会引发疾病（这一发现可称得上是最早的“病毒”学说）。基于此，他提出以物遮掩口鼻的防止传染措施，并提出通过隔离病人、焚烧尸体及病人用品、分清污水区和生活区等方法，以阻止疫情扩散，这些方法最终得见成效。

有一次，他治疗一位疫病患者，大便不通，脘腹胀满，疼痛难忍，四肢强直不能动，躺在床上像一个塑像似的不能活动，眼睛闭得紧紧的，嘴巴微张，舌头发硬，已经不能正常答话。脉实有力，苔生芒刺。根据证候，是一派实热象，病情危重。据患者儿子代诉，三日来已服承气汤三剂，每剂大黄用至一两左右，病仍不减。一般医家，遇到此况，一定会考虑另立治法的。然而，吴又可则不然，他仔细权衡了患者的脉症，认为“下证悉具，药轻病重也”，不但不改方剂，反而将方中大黄增至一两五钱，连服半月而痊愈。吴又可对于疫病发展的见解，可谓是真知灼见。

吴又可所著《温疫论》，作为我国第一部治疗传染病的专著，对后世的贡献和影响是巨大的，书中所载方剂“达原饮”历经时间检验，被视为治疗疫病的奇效良方，吴又可也被视为中国公共卫生学科的先驱。2003年，“非典”肆虐，达原饮治疗“非典”取得了不俗的效果。直至今天，吴又可的防疫治疫思想，依然指导着中医临床。

9. 医林状元龚廷贤

医道，古称仙道也。原为活人，今世之医，多不知此义，若于富者用心，贫者忽略，此非医者之恒情，殆非仁术也。

——明·龚廷贤《万病回春·云林暇笔》

龚廷贤（1522—1619），一作应贤，字子才，号云林，明金溪霞澌龚家村（今合市乡龚家村）人，是江西省历史上“十大名医”之一。龚廷贤的父亲龚信，曾为太医院太医，著有《古今医鉴》16卷，经廷贤整理刻行于世。

龚廷贤身上有太多的标签，他是历史上少有的长寿医者，享年98岁；他医术精湛，被皇帝钦赐“医林魁首”牌匾；他医德仁厚，终生以“天下疲癃残疾，皆吾兄弟”为座右铭；他编著出了最早的小儿推拿疗法专著；他发明的乌鸡白凤丸至今仍在各大药房畅销；他精于各科，痘科、眼科、儿科、妇科、外科、内科杂病无不涉及。

龚廷贤受家庭影响，从小爱好医学。起初龚廷贤希望步入仕途，完成个人的政治抱负，但是天不遂人愿，他苦心准备科举考试，却屡试不中。于是他转而随父学医，继承祖业，以“良医济世，功同良相”自励，放下了四书五经，拿起来《灵枢》《素问》。他日间诊治病患，稍有空闲便攻读医书，凡医书无不通读，历代名家专著、校注等均用心去钻研。又善于总结继承家传诊疗实践经验，并虚心向别人学习，博采众家之长，贯通医理。经过长年累月的刻苦钻研及临床实践，至成年后，终于成为远近闻名的医生。

万历二十一年（1593年），鲁王妃患了鼓胀病（主要表现为肝脾肿大），肚子鼓得很严重，同时左肋还有积块，刺痛不已，坐卧不得，十分危重。太医们用了很多方药治疗，但疗效不佳。命悬一线间，鲁王召请龚廷贤治疗，龚廷贤详细地诊察了舌脉，然后认真地开具了处方，鲁王忙命人取药。如此，几剂之后，鲁王妃的疾病霍然而愈。鲁王与王妃伉俪情深，龚廷贤将鲁王妃从死神手里拉了回来，鲁王感激不尽，他忍不住称龚廷贤为国手，以千金酬谢。但龚廷贤坚决不收，无奈之下，鲁王只好收回成命。后来，鲁王听闻龚廷贤著了一本书，于是命人出资刊行于世以报答其救命之恩，让更多的人学习龚廷贤的医术。除此之外，鲁王命画工画了一幅龚廷贤的肖像放在家中，以礼待之。皇帝听闻龚廷贤治愈了鲁王妃的疾病，特赐“医林魁首”匾额一块。至此，龚廷贤医名大噪，名满天下。

嘉靖三十五年（1556 年），海阳庄恪王朱勤炵患病，症状为“症中痰火，头眩喘嗽，膝趾肿痛，不能动履，四时疾作，苦楚莫禁”，其“嫡长子朝遍延诸医，治皆罔效”，后来就落下病根，成了痼疾。到了万历十四年（1586 年）五月，他的病又复发了，且性命危殆，家人手足无措，恰好听闻龚廷贤在开封。于是，海阳王以隆重的礼节聘延龚廷贤治疗。龚廷贤应约而至，仅一个月就治好了海阳王三十多年的痼疾。海阳王赞叹不已，称赞龚廷贤为神医。

龚廷贤在开封时，当地突发“大头瘟毒”，当地居民死伤甚多。龚廷贤无惧疫病，研制出了“二圣救苦丸”，用牙皂以开关窍而发其表，大黄以泻诸火而通其里，患者服用之后“一服即汗，一汗即愈”。因当时被他救活的人不计其数，龚廷贤被当地官员举荐为太医院吏目。

龚廷贤一生著述极丰，先后著有《济世全书》《万病回春》《寿世保元》《小儿推拿秘旨》等。其中《小儿推拿秘旨》是我国医学史上最早的一部儿科推拿专著。

10. 大成医家杨继洲

迩来针法绝传，殊为可惜。余承乏三晋，位时多事，群小负，万姓倒悬。目系民艰，弗克匡济，由是愤郁于中，遂成痿痹之疾。医人接踵，日试丸剂，莫能奏效。乃于都门，延名针杨继洲者。至则三针而愈。

——明·杨继洲《针灸大成》

2014 年 12 月 3 日，国务院公布了第四批国家级非物质文化遗产代表性项目，“杨继洲针灸”作为国家级非物质文化遗产传统医药类唯一针灸项目赫然在列。

杨继洲（约 1522—1620），名济时，以字行，明代著名针灸学家，梁家园杨氏第十三世裔孙，明代三衢（今浙江省衢州市衢江区）人，世代为医，皆任太医院医官。因世居京都，亦称“都门杨氏”。至今衢州仍有杨家巷，即是以杨继洲姓氏命名。明代时，上至权贵，下至百姓，都认为中医治疗应该以汤剂为主，因此针灸之术仅被少数医家潜心研习，偶尔有家传绝学者，也大多秘而不宣。杨继洲任职于太医院时，有感针灸之术衰退，因此将家传针灸秘学结合杨氏整理前人的针灸经验，著成了《针灸大成》一书。

该书的刊行也颇费周折，杨继洲将家传《卫生针灸玄机秘要》及自己的诊治经验收录之后，一直希望有合适的机会刊行。在明朝，个人刊行专著是一件颇费心思和银两的事，而杨继洲诊务繁忙，且常年在太医院任职，薪俸有限，并不具备此条件，正在他一筹莫展之际，机会悄然降临了。

有一次，山西监察御史赵文炳因为心系百姓，政务繁忙，患了痿痹之疾。赵文炳找了许多医生诊治，不知道吃了多少的丸药或汤剂，但是却屡治不愈。后来请杨继洲诊治，仅为针刺三次，赵文炳的痿痹竟然痊愈了。赵文炳大病初愈，杨继洲于他实在有再造之恩，因此打算以千金酬之，但是杨继洲却谢辞拒收了。后来机缘巧合之下，他得知杨继洲家传《卫生针灸玄机秘要》一直未能刊刻问世，于是为了答谢杨继洲，决定帮助杨继洲将这本书付梓刊行，并委托晋阳人靳贤进行选集校正。而杨继洲觉得之前的书稿仍可将内容再丰富，于是他又博采众长，将《神应经》《古今医统》《针灸节要》等著作中的针灸内容，都收了进去。书成之后，赵文炳真情洋溢地为之作序，而杨继洲三针治愈赵文炳痿痹的消息不胫而走，在朝野上引起了不小的轰动，自此之后王公贵族但凡有疾病，都会找到杨继洲请求针灸治疗。从杨继洲在《针灸大成》中记载的几个病案可以窥得一二。

吏部许敬庵患腰痛，因为生性怕痛，不能配合针灸治疗，于是杨继洲以手指代替针灸针，在肾俞穴（腰部）上按摩，许氏疼痛立止。鸿胪吕小山，患结核在臂，大如柿，不红不痛。杨继洲针曲池穴，几天就治愈了吕的皮肤病。李渐庵的夫人患了产后血厥，两脚突然肿胀异常，情况非常危急，杨继洲下针足三阴经，行针仅一顿饭的工夫，肿痛全然消退。大理有个老爷子名李义河，患两腿痛十几年了，诸药不能奏效。杨继洲即取风市、阴市等穴针刺，痛遂止。后来李义河做官做到了工部尚书，两腿痛的毛病再未复发过。诸如此类的例子不胜枚举。

杨继洲高超的医术不仅来源于家传，也与他广读医书且重视实践相关。比如，杨继洲为了练习金针拨翳术（类似于现在的白内障手术），以羊眼来做试验。针刺前要选择无风无雨的天气，清戒三天，安心定志后方才进行。他说："凡学针人眼者，先试针内障羊眼，能针内障羊眼复明，方针人眼，不可造次。"他认为医生在为患者治疗时应当屏息凝气，注意力集中，如此才能收到良好的效果。

《针灸大成》总结了明以前我国针灸的主要学术经验，代表了明代针灸学的最高水平。杨继洲重新考定了穴位的名称和位置，并附以全身图和局部图。除此之外，杨氏颇为重视针刺手法，他详细阐述了历代针灸的操作手法，结合家传技法，整理归纳为杨氏补泻十二法。如今，针灸在世界范围影响甚广，《针灸大成》也被翻译成外文，传播至世界各地。

11."学海"无涯傅青主

傅山，阳曲人。六岁，啖黄精，不谷食，强之，乃饭。读书过目成诵。明季天下将乱，诸号为搢绅先生者，多迂腐不足道，愤之，乃坚苦持气节，不少媕冗。提学袁继咸为巡按张孙振所诬，孙振，阉党也。山约同学曹良直等诣通政使，三上书讼之，巡抚吴甡亦直袁，遂得雪。山以此名闻一下，甲申后，山改黄冠装，衣朱衣，居土穴，以养母。继咸自九江执归燕邸，以难中诗遗山，且曰："不敢媿友生也！"山省书，恸哭，曰："呜呼！吾亦安敢负公哉！"

——民国·赵尔巽等《清史稿·列传二百八十八·遗逸二》

1607年，时明万历三十五年，山西阳曲（今太原）傅家，一个婴孩呱呱坠地，当日天象极为异常（"龙起所居屋极"），父母给他起名鼎臣，希望他能成为一个有担当的人。傅鼎臣，即后世鼎鼎大名的傅青主。

傅青主祖上为官，家中一直儒学传家，其中不乏文学大家。傅青主少年时便博览群书，经史子集无一不涉猎，因此十五岁时就在童子试中拔得头筹，二十岁时又成了廪生。如果在现代，就相当于天才少年仅十五岁就考取了双一流大学，二十岁就已经考上了高级公务员。二十二岁那年，奉父母之命，傅青主与一个女子成婚。新婚宴尔，事业有成，第二年傅青主又有了儿子，命运好像格外垂青这个年轻人。

在傅青主二十七岁那年，他的妻子病了，傅青主十分着急，请了很多的医生来家中治疗，但最终还是药石罔效。妻子过世之后，傅青主受到了极大的打击。但他并未一蹶不振，而是决心学习医术拯救更多像他妻子一样的患者。于是他开始攻读医书，尤其留心于女科疾病。

久而久之，傅青主已成为女科大家。傅青主一生诊务繁忙，如全祖望在《阳曲傅先生事略》中有这样的描述："避居远村，唯以医术活人，求方者户常满，贵贱一视之，从不见有倦容。"

傅青主是历史上少有的奇人，后世称其"学究天人"。他善拳术，有拳谱传世；精文字训诂，著有《庄子注》《老子注》等；发明了后世名满天下的"票号"；改良了竹叶青酒；留有大量书画传世；而傅青主在医学上的贡献最为突出，同一时代的人称他为"医圣"，他将自己的行医经验总结撰写成《傅青主男科》《傅青主女科》《青囊秘诀》，至今仍然流传后世，造福后人。

12. 酷爱拜师的优等生

医可为而不可为。必天资敏悟，读万卷书，而后可以济世。不然，鲜有不杀人者，是以药饵为刀刃也。吾死，子孙慎勿轻言医。

——民国·赵尔巽等《清史稿·艺术传·叶桂传》

孔子云："三人行，必有我师焉，择其善者而从之，其不善者而改之。"古代很多医家都因得拜名师，尽得师传而有医名。如果在学习中医的路上得遇一名医，则必事半功倍。常有学者博采各家之长，最终自成一派，但拜师多则不超过三人。我国医史中，拜师数量最多者，非清朝叶桂莫属，其拜师数目堪称中医之最——记录在案者至少十七人。

叶桂，字天士，有“天医星”之称。叶家世代业医，叶天士的祖父叶时和父亲叶朝采皆为名医。叶天士少年时，因其父去世，他便跟随父亲的一位姓朱的门人继续学习。他天资聪颖，又刻苦钻研，仅数年之后，医名便超过其师。但即使是名医，在临床诊疗过程中亦常有难解之理、难治之病，因此叶氏便留心向同行请教。无论是医名远扬的名医，还是乡村医生，只要有特殊专长，叶天士必亲自登门求访。由于叶天士早已医名在外，寻常医家听之大名如雷贯耳，哪里会肯收他为徒，叶天士便经常更名异姓投入他人门下，待学成之时，再坦诚告知。叶天士巧拜师之逸事众多，常被传为美谈。

据说有一次叶天士在街上遇到一个曾被叶天士“判了死刑”的举人，举人隔着好远便与其打招呼，叶天士一见大吃一惊。原来一年前，举人因身体不适曾在叶天士处就诊，他的症状很特别，常感口渴，饮后不止。这在中医学中为“消渴”，即现代医学的糖尿病。消渴之症原本难治，举人又身体亏虚，叶天士诊脉过后便判断举人无药可治。没想到一年之后，往日羸弱的举人竟红光满面，这不由得引起了叶天士的好奇，便问其一年来的诊治经过。

一年前，上京应考的举人在叶天士处就诊之后走到镇江，他听说有个老僧能治病，就赶去求治。老僧和叶天士的诊断一模一样，但老僧却说此病并不难治，嘱举人每天即以梨为生，口渴吃梨，饿了也吃梨，坚持吃一百天，自然会好。举人依法照办，百日之后果然疾病痊愈。叶天士知道老僧的医术比自己高明，就打扮了一番，又编了个名字，入寺中请求拜老僧为师。老僧起初拒绝，但叶天士再三请求，于是老僧便将其收为弟子。他每天起早摸黑，挑水、砍柴，干活十分勤快。老僧见他勤奋好学，很喜欢他，每次出诊，必带他一起去。经过三年的刻苦学习，叶天士尽得其传。有一日一个妇人前来寺院求诊，老僧让叶天士先开处方，自己也拟了一个。叶天士开完处方之后拿给老僧把关，老僧看罢和自己的处方一模一样，便说："你已经学成了，在我看来，你现在的医术应该和山下的叶天士一较高下了。"叶天士不禁问道："您识得叶天士？"老僧笑语："叶天士医名远播，医名很大。"叶天士一听，愧不敢当，于是便跪下自认自己是叶天士，老僧这才知道原来在寺院中挑水三年的小工，竟然就是鼎鼎有名的叶天士。

碰到自己治不好的病，叶天士乐于倾听同道的意见，即使是一些"名未著"的医生，他也虚心向别人学习。俗话说"医不自医"，有一次，叶天士的母亲年老患病，他多方治疗，总是无效。老夫人病情一天天加剧，叶天士看在眼里，急在心里，便着急地问仆人："本城还有没有学问深而无名气的医生？"仆人说："后街有个章医生，平日总是夸耀自己的医术比你高明，但是上门请他看病的人，寥寥无几。"

叶天士吃惊地说："敢如此大言不惭，应当会有真才实学的，快去请来！”仆人奉命去请。章医生向仆人详细询问老夫人的病情，仆人说：“太夫人服药无效，病势日危，主人终夜彷徨，口中喋喋不休念着黄连二字。”章医生心中有所领悟，便到叶天士家，诊视叶老太太后，又拿过去的药方子细看，沉吟很久说：“原药和症相合，照理应当奏效。但太夫人病由热邪郁于心胃之间，药中必须加黄连才能治愈。”叶天士一听，不觉一跃而起，说道：“我早就想用这味药，因为考虑母亲年纪大，恐怕会灭真火，所以不敢用啊。”章医生说：“太夫人的病非黄连不愈，虽然太夫人年老，但体内有邪气，黄连入体之后，邪气受之，正气无恙。”叶天士听罢觉得章医生所言极有道理，便央请其代为处方，章医生拟成一方，仅一剂便治愈了叶天士的母亲。从此叶天士逢人便说：“章医生医术比我高明。”叶天士因其谦虚好学的精神，也赢得了章医生的尊重，从此二人常在一起探讨疑难病案。

叶天士的师父有同行、有病人、有僧人，他虚心求教，“师门深广”，博学而不迷惘，最终成为一代大家，其好学的精神值得我们学习。

13. 叶桂治穷

夫以利济存心，则其学业必能日造乎高明；若仅为衣食计，则其知识自必终囿于庸俗。

——清·叶天士《临证指南医案》

一天，叶天士正在药房给病人诊病，忽然一个衣衫褴褛的人冒冒失失地闯了进来。他不等叶天士问话，就拱一拱双手说：“向先生请安！听说先生是当今的活神仙，能治百病。我有一致命的病症，不知先生是否治？”叶天士说：“只要我能治得好，一定效劳，你有什么病直说无妨。”那人说：“人不欺病，病难欺人。其实我一无内患，二无外伤，只是太贫穷了，你可会治贫吗？”叶天士还没有回答，一旁看病的人却火了：“我看你这个人是无理取闹！走遍天下，哪有医生能治贫的？”不料叶天士捋着长须笑道：“贫也算种病嘛，既无佳肴滋补，又平添忧愁伤身，可谓有损元气。不过要治它也不太难。我看这样吧，我给你一枚橄榄，只许你吃肉，光留核，再把它种下，到明年自然就不穷了。”一旁看病的人听了这番话，像堕到五里雾中摸不着真山实水。来人也觉得种橄榄核与治贫是风马牛不相及的事，本当不信，又见叶天士说得诚恳，便拿着一枚橄榄满腹狐疑地回去了。

第二天，那人抱着试一试的想法，照叶天士的话办了。到了第二年，橄榄树就长高了，挺拔的小树上长满了绿叶，就是不开花，不结果。那人心想：“无果之树，何用之有？”于是便去责难叶天士。叶天士笑道：“到时候了，过几天自有人送钱来。”那人还是不相信，悻悻地回家了。没过三天，怪事出现了，买橄榄叶的人竟像赶庙会一样，后脚跟着前脚地接踵而来。虽然每人只买几片，价钱也便宜，但一树茂叶何止千万，所以那人为此发了个小财，再以这笔钱做个小本买卖，不久就成了小康之家。

他十分感激叶天士，抽空带了一份厚礼去向这位神医道谢，并探问其中的奥妙。叶天士婉言谢绝了对方的馈赠，把买橄榄叶的秘密告诉了他。原来，叶天士早料到这一季节有某种传染病流行，配制医疗此病的药物少不了橄榄叶，所以在开药方时，每方必加几片。俗话说：“药不分贵贱，能治病就是好药。”可满城的药肆就是没有这东西，病家只好在叶天士的指点下，到那人的住处买橄榄叶了。这也是叶天士平时遵循医德，乐善好施，对贫苦人的一片心意。

叶天士一生行医，治人无数，在临终之际告诫子孙：“一定要慎重考虑走上医学之路，一旦选择，必须要精心研究医术，否则随手开具的处方，就可能是杀害病人性命的毒药。”叶氏卒于乾隆十年（1745 年），殁年八十，弟子将其在洞庭湖上泛舟时口述的医理整理成册，这就是对后世影响巨大的《温热论》。叶天士也被奉为“温病四大家”之一，其海纳百川的“拜师”逸事、临终之前的床榻遗言、治病赠药的逸事医案都深远地影响后世医家。

14.《串雅内外编》——江湖必备铃医手册

走医有三字诀：一曰贱，药物不取贵也；二曰验，以下咽即能去病也；三曰便，山林邑，仓卒即有。能守三之要者，便是此中之杰出者矣。

——清·赵学敏《串雅内外编·序》

古代中医可大致分为两类，一类是坐堂医，即正坐药房中堂，患者自行求诊，若不便者，坐堂医也可登门行医；另外一类则是走方医，即戏文、小说中出现的专治“疑难杂症”的江湖游医，他们走街串巷，常手持一铃铛，晃动铃铛发出声音，故又称为铃医。

坐堂医一般为儒学出身，有深厚的医学理论功底，较易获得社会的尊重和认可。而江湖游医的医疗水平则良莠不齐，有些是心怀大爱，游历各地以增长见闻的医家，如扁鹊和李时珍都曾在各地游历，走到哪儿就在哪儿给患者治疗。而大部分的游医都挟某技，专长治疗某一疾病，并未对医学理论有较深的认识，因此治疗方法多取捷法，并无定式。江湖游医没有固定的行医地点，往往仅背个药箱便沿街吆喝，药箱里装着常用的散剂、丸剂、针灸拔罐之物品。在以前缺医少药的偏远地区，游医也为人们的生命健康做出了贡献。

清代医家赵学敏，家传医学，族中有从事游医工作的长辈，赵学敏生性好学，便将长辈所授的“偏方”记录下来，又根据治疗内科疾病和外科疾病的不同，整理撰写成《串雅内外编》。“串”有两个含义，一是指游医多走串各地，并不在某个地方过多停留；另一含义指“串法”，铃医治病多用“顶法”“串法”“截法”（类似于中医八法中的吐法、和法、消法）。而“雅”指游医地位低下，多为正统医家所不齿。然而赵学敏通过临床实践认为，游医大量的处方和治疗疾病的方法能收到良好的效果，而且其治疗疾病的方法部分可在正统中医学中找到理论依据，因此便将游医治病之术分门别类进行总结，命名为“雅”，希望正统医家能摒弃门户之见。

此书内容丰富，记载多种游医治病之法及有效方剂，治疗的原材料往往简、验、便、廉，寻常如丝线也可作为治病之物。此书涵盖了大量游医之技，可称为江湖游医“必备工具手册”。

15.“画饼充饥”的王孟英

乃余自失怙后，即携一砚以泛于江、浮于海，荏苒三十余年，仅载一砚以归籍。

——清·王孟英《归砚录》

古时形容为官清廉，常用两袖清风来比喻。明朝时官员况钟出任苏州知府期满回京时，拒绝收取群众自发送来的礼物，便作诗以明志——“清风两袖朝天去，不带江南一寸绵”。在清朝时期，有一位誉满天下的名医，行医三十余年却一贫如洗，返乡之时仅有一砚台。什么？都已经是誉满天下的名医了，怎么会无半点积蓄呢？莫不是沽名钓誉之徒吧？故事的主人公便是晚清的王孟英。他的一生坎坷，如果历代名医以身价、地位排名，他无疑是位于末端，家境贫寒，麦麸果腹。但若以著述之多少来排名，他无疑属于第一梯队，终生著述，笔耕不辍，一生著作甚多。

王孟英，名士雄，清嘉庆十三年（1808年）出生于医学世家。王孟英儿时在父母的呵护下成长，这段时光可能是他一生中最幸福的时光。少年时期，他先后失去了人生中的至亲，父亲临终之前告诫他："为人一世，应该有所作为。"留下了这句话之后，便撒手人寰了。父亲的话在十四岁的王孟英心中深深留下了烙印，他终其一生，都在践行父亲的遗愿。

一个十四岁的少年，如何在封建社会讨得生活呢？王孟英儿时接受了良好的儒学教育，因此文笔、算术自不在话下，他凭借自身的才能在婺州一家盐务商号找到了份工作。工作之余，他秉承家学，精心研读祖父和父亲留下的医书，每晚"披览医书，焚膏继晷，乐此不疲"，如此过了三年，已有所成。

王孟英从医的转折从一件小事开始。有一天，盐务商号的领导周光远不幸生病了，病情发展极为快速，腹泻了几次后身体虚乏，说话的力气也没有了。领导生病了，下属赶紧找来医生前来诊治，医生来到后断定其所患之病乃痧症，需要开窍治疗。正拟处方之时，突然被人群中出来的一位少年制止了，正是王孟英，他说："不能用芳香开窍之法，此刻他脉微欲绝，几无脉搏，现在应该温补阳气，一刻不能缓。"原来，王孟英通过望诊已经对周的疾病了然于胸，又在众人慌乱之时认真切了周光远的脉象，断定他属于阳气欲脱，亟需温里药回阳救逆治疗。请来的大夫将周诊断为痧症，一旦用药，必危在旦夕。人群中众说纷纭，莫衷一是，站在大家眼前的这个少年不到二十岁，俗话说“嘴上没毛，办事不牢”，这么一个小孩子说的话，怎能引起大家的重视？因此众人都不以为然，央求请来的大夫开具处方。再看可怜的周光远，原本白白胖胖、生龙活虎的他，此刻躺在床上，已无半点神气，听闻王孟英对他证型的分析头头是道，并且和自己的症状一模一样，于是用仅存的力气告诉众人，让王孟英来治疗。王孟英从脖子上取下一块干姜（古人有佩戴干姜辟邪的习惯），将干姜捣碎和温水喂周光远，不一会儿，周光远就缓过来了。如此急症竟然被一个年轻人轻而易举地治愈了，幸亏没听信其他大夫用芳香开窍的药，一旦使用，后果不堪设想。王孟英挽救了周光远的性命，自此以后，周光远便成了王孟英的“头号迷哥”，出资供王孟英出版医书。周光远一生中数次因病求助于王孟英，王孟英都拯其于危难之中，这是后事。

清末，跟随掠夺成性的列强一起叩开清朝国门的，还有鼠疫、霍乱等烈性传染病。王孟英一生都在与霍乱做斗争，其行医生涯中救了许多霍乱的患者。当时很多医生对于传染病的认识不足，以伤寒治之，非但无效，反而使患者病情加剧。王孟英感到凭一人之力，能救助的患者有限，但如果将自己的诊疗经验编著成册，必将救助更多的人，因此便将临床数十年的经验进行总结，形成大量专著，如《温热经纬》《随息居重订霍乱论》《归砚录》《潜斋医话》等。

外有列强侵犯，内有苛政和疫病，老百姓的生活困苦自不必说，王孟英治疗患者时常分文不取，这也解释了名满天下的温病巨擘，何以在“退休还乡”之际竟贫困至仅剩一砚台。王孟英在书中记载了一次诊病的经历。有外地的患者延请王孟英出诊，他饿着肚子赶几十里山路去救治患者。因患者家贫，并未收取分文酬金，甚则连饭都没吃就匆忙返家，途中因为饥饿过度而晕厥在山上，一直到第二天才醒过来。

王孟英一生都在和贫穷打交道，所治疗患者亦大多为贫苦之人。他认为“饮食失宜，或以害身命”，于是便编著了食疗专著《随息居饮食谱》，详述330多种药食的性能和治疗作用，如称西瓜为天生白虎汤，用以清热解暑；梨汁为天生甘露饮，用以清胃润肺；甘蔗为天生复脉汤，用以清热养胃等；并载述了许多民间食疗便方，是较为系统的食品营养和食疗专书。青灯旧屋残垣，一个清瘦的老人望着明月思考，偶然有所得，便奋笔疾书写于草纸之上，桌子旁边还放着半碗吃剩的麸糠。王孟英自嘲《随息居饮食谱》是“画饼充饥”之作，他在漫长难熬的岁月中，用写书来打发饥肠辘辘的漫漫长夜。

王孟英是清代温病大家，被后世称为“温病四大家”之一，与叶天士等齐名，在疫病的病因病机、辨证、用药等方面都有发挥，是温病之先驱。寻常医家不治的患者，他竭尽心力救治；患者请他诊病，诊后却用其他医生的方子，他不怒反急，立下军令状，若吃自己的药物出了任何问题，任由患者家属绑他送官，由此有了“半痴山人”的称号。他一生中救人无数，但却无法拯救自己远在异乡感染疫病的妻女，以至于听说最疼爱的小女儿临终之前的遗言是“我父若在，断不至此”而心如刀绞，几欲昏厥。

命运对王孟英是残酷的，少年时失去至亲，中年时失去妻女，老年时贫病加身。但他一生中都在践行其父“人生天地间，必有用于世”之遗志，用药饵拯救了一批又一批患者。他一生贫苦，但却给后人留下了宝贵的精神财富。

16. 逐瘀狂人王清任

清代医学，多重考古。当道光中，始译泰西医书。王清任著《医林改错》，以中国无解剖之学，宋元后相传脏腑诸图，疑不尽合，于刑人时，考验有得，参证兽畜。未见西书，而其说与合。光绪中，唐宗海推广其义，证以《内经》异同，经脉奇经各穴，及荣卫精气，为西医所未及。著《中西汇通医经精义》，欲通其邮，而补其阙，两人之开悟，皆足以启后者。

——民国·赵尔巽等《清史稿·艺术传》

历代医家因为自小习儒学，因此说起年轻中医，很多人脑海中会自动浮现出文弱书生望闻问切的画面，但清朝有一位医家，武力值满满，可称得上另类，他叫王清任，他身上有太多标签，名医、武举人、富二代、官员、生理学家、解剖狂人。

道光年间，王清任出生于一个小康之家，家境优渥。他从小文武双习，家中通过“纳粟”为他捐了个官职，他也凭借自己的实力获得了“武庠生”的头衔，但他偏爱医学“考古”，一生都在医学行业躬耕。他一生中著述不多，仅《医林改错》留存于世，但就是这本书，在医学界引发了持续的争论。数百年后的今天，其所列方剂赫然出现在各中医类教科书中，想必也是结束争论最有力的武器。

许多人认为中医没有解剖，但若读过《黄帝内经》后，这个论点便不攻自破了。如果没有“内视脏腑”，古人又怎么会详细写出脏腑的大小、重量，甚至能精确描述大小肠的长度呢？通过《黄帝内经》我们不难发现，中医学理论形成的初期，也是有解剖学的实践基础，只是古人并未将其解剖过程详细列出。又因为在封建社会，接近“死者”被视为不幸之事，而我国自古又有“死者为大”“入土为安”的说法，因此对于逝者往往较为尊重，若有人用刀斧解剖尸体，一定会被视为离经叛道之举，其本人也会被看成绝对的另类。所以在很长一段时期内，解剖学并未专门发展。而王清任在临床中发现古人对于脏腑的描述存在部分问题，因此便在生活中留心观察，希望能够更正这些错误。所谓“实践出真知”，王清任所处的时代，不可能像现在医学院校里有“大体老师”供医学生实践学习，那他后期是如何获得了解剖学第一手资料，并编撰成《医林改错》的呢？

据王清任在《医林改错》中的记载，他在滦州行医时，正值瘟疫大流行，许多小儿死于瘟疫，而家中又无钱购买棺木，因此只能草席裹身，草草掩埋。王清任路过墓地之时，看到很多尸体被野狗从坟茔中刨出，脏腑外露于外。作为医者，看到这一幕不免心生悲悯。王清任为了搞清楚脏腑的形态结构，每天都在坟地观摩，察看之后再将尸体入殓。二十多天的时间，他大约看了三十多具尸体。但因这些尸体大多腐烂残缺，王清任并不能完整地形成他脑海中的解剖理论，在后来的数十年中，他解剖过家禽牲畜，亲临过刑场，频繁出入于义冢，也访问过一些战场上厮杀过的军人，最终“访验四十二年，方得的确，绘成全图”。

他在实践经验中认为“治病之要诀，在于明白气血”，由此认为大多疾病与“瘀血”相关，并根据瘀血所处部位，依次拟定通窍活血汤、补阳还五汤、血府逐瘀汤、膈下逐瘀汤、少腹逐瘀汤等诸多活血化瘀方剂。这些方剂到底效用如何呢？我们可以从《医林改错》的医案中找到答案。

有一个江西巡抚，时年七十四岁。老巡抚原本身体硬朗，但不知从何时开始，患了一种怪病。什么怪病呢？晚上睡觉不能盖被子，非但不能盖被子，就连盖一层薄薄的纱都不行。只要胸口有东西，就会睡不着，这可把老巡抚折磨坏了。夏天倒还好说，不盖东西就罢了，可是冬天不盖东西，那寒冷的长夜如何抵挡寒冷。于是找来医生治疗，可这是个稀奇的病，一般的治疗均无效。最后找到了王清任，王清任诊察之后开了血府逐瘀汤，一剂药下去症状大减，五剂药吃完，老巡抚多年的疑难杂症竟全好了。

又有一个二十多岁的曼妙少女，与上段提到的巡抚一样，也有一个怪病。她的怪病更为特殊，老巡抚是睡觉时胸口不能盖任何东西，否则失眠。可是这姑娘呢？恰好相反，睡觉的时候胸口必须要压着重东西才能睡着，您可看好了，一般的东西还不行，必须要重的，家人索性找一女仆坐在姑娘的胸上，这才能安睡。这病也够折磨人的，不但折磨姑娘，也折磨家里的丫鬟，你想每天晚上坐在主人家小姐的胸上睡觉，那能睡好吗？家人也请了很多的大夫诊治，但都效果不佳。如此过了两年，总算是遇到了王清任。王清任便又开了血府逐瘀汤，三剂药服完，折磨这姑娘两年的疾病也霍然而愈。

看到这里大家可能会有疑问，一个胸不任物，一个胸任重物，为什么别的医生都治疗不好的疾病，到了王清任这里就药到病除了呢？原来这就与王清任之前的解剖实践相关。王清任通过丰富的解剖经验，认为“内有瘀血”是导致疾病的重要原因，根据瘀血存在的部位不同，可用不同的方剂活血散瘀。前边两个例子都是胸部的疑难杂症，病因为胸中有瘀血，因此用血府逐瘀汤能收获良好的效果。

诚然，活人与死人的气血运行是有区别的，中医认为人体的物质基础是气，人有气则生，无气则死。如果在死人身上解剖，想找到经络、气等物质，断然是缘木求鱼。因此王清任对于脏腑的描述与现代医学或《黄帝内经》中藏象学说相比有所出入，但他发扬了“瘀血致病”学说，其在《医林改错》中所列举的方子，临床用之多有神效。

他敢于挑战权威，不被传承千年的权威理论知识所困，这本身也需要莫大的勇气。

王清任可称得上是杰出的中医创新医家。在其所著《医林改错》中，一是记录并校正了前人关于胸腹腔内脏器官、血管等解剖位置的错讹；二是创造性地提出各部位活血化瘀之法，对后世产生了巨大影响；三则提出了“灵机记性在脑不在心”新说，极大地充实了中医学的理论。

主要参考文献

1. 许敬生，夏昀．中医典故［M］. 郑州：河南科学技术出版社，2015.

2. 罗大伦．古代的中医——七大名医传奇［M］. 北京：中国中医药出版社，2009.

3. 韩兴贵，何召叶，密丽．中医药故事［M］. 天津：天津科学技术出版社，2019.

4. 陈书秀．中医趣话［M］. 哈尔滨：哈尔滨出版社，2008.

5. 孟景春．趣话中医——孟景春解析古今名医趣案［M］. 长沙：湖南科学技术出版社，2013.

6. 史卫东．中医药文化趣味读本［M］. 兰州：甘肃科学技术出版社，2018.

7. 池敬安．杏林采撷［M］. 北京：中医古籍出版社，2016.

8. 牟钟鉴．《吕氏春秋》与《淮南子》思想研究［M］. 济南：齐鲁书社，1987.